MAMÁ SANA BEBÉ SANO

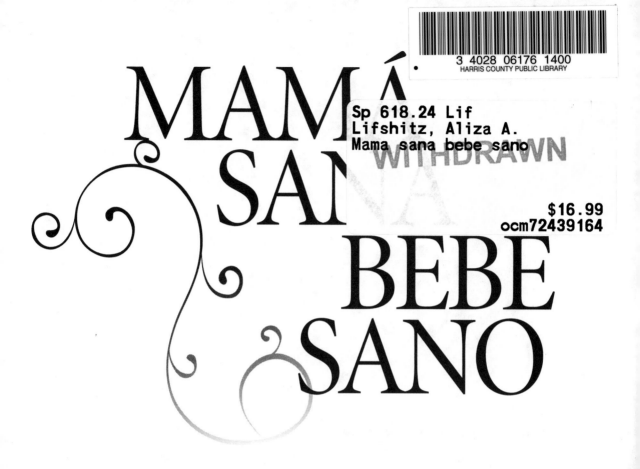

Doctora Aliza A. Lifshitz

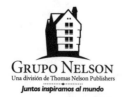

GRUPO NELSON
Una división de Thomas Nelson Publishers
Juntos inspiramos al mundo

www.gruponelson.com

Editorial 10 Puntos es una división de Grupo Nelson
© 2006 Grupo Nelson
Una división de Thomas Nelson, Inc.
Nashville, Tennessee, Estados Unidos de América
www.gruponelson.com

Título en inglés: *Healthy Mother, Healthy Baby*
© 2006 por la doctora Aliza A. Lifshitz
Publicado por Rutledge Hill Press
Una división de Thomas Nelson, Inc.

Publicado originalmente en español en 1999 por Avon Books y en 2002 por
HarperCollins Publishers Inc.

Ilustraciones por: *Aida T. Magdaluyo*
Fotografía de la portada por: *Bob D'Amico.*

Tipografía: Grupo Nivel Uno, Inc.

ISBN: 0-88113-039-7

Impreso en los Estados Unidos de América

Tomar la decisión de tener un hijo es trascendente. Es decidir tener el corazón rondando fuera del cuerpo eternamente.

—ELIZABETH STONE

ÍNDICE

Si está pensando en embarazarse
Si piensa que está embarazada
Síntomas que pueden indicar embarazo
Pruebas que confirman el embarazo
Su obstetra
Sus visitas al médico
Calcule la fecha del parto
Los derechos de la mamá que trabaja
Cómo cuidarse en el trabajo
La cuestión del aborto y la religión
La madre soltera
Embarazos múltiples

Sus antecedentes médicos y ginecológicos
Fertilización in vitro
Antecedentes médicos del padre y de ambas familias
Incompatibilidad sanguínea (factor Rh)
Un embarazo después de los treinta y cinco

RECONOCIMIENTOS

En los años que he pasado ejerciendo medicina y luchando por educar al público a través de los medios de comunicación he aprendido una lección importante, los mejores maestros son los que están más dispuestos a aprender de sus alumnos. Así que, a mis estudiantes (mis pacientes), por todas las lecciones que he aprendido de ustedes, gracias de todo corazón. Les agradezco a los que han compartido su tiempo y sus pensamientos, sus preguntas y preocupaciones. Y a mis propios maestros y mentores, tanto en México como en los Estados Unidos de América, siempre les estaré endeudada.

Le estoy muy agradecida a mi esposo Carl, mi amigo, por su paciencia, su cariño, su apoyo y por leer el manuscrito en ambos idiomas y ofrecerme sus sugerencias.

Mi profundo reconocimiento a Jessica Wainright, más que una representante de autores, una entusiasta amiga cuyo estímulo, energía y apoyo con el libro fueron responsables en gran parte de que se convirtiera en una realidad, y a Omar Amador, por su ayuda como colaborador e investigador. Su profesionalismo y su ingenio hicieron el escribir este libro una experiencia maravillosa.

Me gustaría agradecerle a la doctora Lidia Rubinstein, una amiga y colega que amablemente revisó el libro y me hizo recomendaciones. A mi única y querida hermana Vivian Lombrozo, gracias por ayudarme a revisar el manuscrito final. También les agradezco a Cristina Saralegui, María Elena Salinas, Myrka Dellanos y a todas las celebridades que compartieron sus experiencias durante su embarazo con nosotros.

Un agradecimiento muy especial a Luis y a Rosita Nogales por su amistad y sus atentos, profundos y valiosos consejos.

Gracias a Maite y a Bob D'Amico, los artistas que me ayudaron con la fotografía en la portada.

Le agradezco al doctor Alejandro Gil, quien amablemente cubrió mi práctica, con frecuencia, para que yo pudiera dedicar el tiempo a escribir.

También deseo agradecerles a todos los defensores de la salud que luchan por los pacientes y porque todos tengan acceso a los servicios médicos. Estoy endeudada con los amigos y colegas que he tenido el placer de conocer a través de las organizaciones médicas y de otras instituciones y de quienes he aprendido tanto.

No hubiese podido escribir este libro sin el apoyo de mis leales asistentes, María Amador y María (Maru) Coronado. Ellas me ayudan a cuidar a mis pacientes, siempre con una sonrisa.

Por último, quiero agradecerles a mi familia y a mis amigos (ellos saben quiénes son) que han sido excepcionales. Gracias por siempre brindarme su apoyo y su cariño. Y a mis padres, sin los cuales no estaría yo aquí. Gracias a su amor, sus consejos, su ejemplo y su bondad soy la persona que soy. Sin ellos, nada hubiese sido posible.

INTRODUCCIÓN

Si le pregunta a cualquier madre del planeta acerca de los momentos más felices de su vida inmediatamente se referirá a aquellos en los que tuvo a sus hijos por primera vez en sus brazos. El nacimiento de un bebé es la culminación de un período difícil de cuidados especiales, visitas médicas, cambios en la dieta y en los ejercicios físicos, y que causa ansiedad en la futura mamá y en el resto de la familia, que aumenta a medida que se aproxima el momento de parto.

Sin duda que el feminismo, a pesar de todo lo que se ha logrado en el terreno profesional y social, no ha podido sustituir, en la mayoría de las mujeres, a la profunda realización interna que constituye, por naturaleza, la carrera principal exclusiva y más intensa: la de llevar en su vientre un nuevo ser y darle la vida.

Sin embargo, aunque abundan las universidades en donde las mujeres pueden prepararse para ejercer como abogadas, ingenieras, maestras, doctoras, o administradoras de negocios, no existe todavía una sola escuela en el mundo que les enseñe la difícil carrera de ser madres. Eso se estudia solamente en la «universidad de la vida» y no es un curso que se termina en los primeros nueve meses, estos representan solamente la etapa preparatoria. Esa «carrera» dura toda la vida.

Antiguamente, las mujeres se enfrentaban al momento del parto con la información que recibían de sus propias madres, abuelas y otros familiares cercanos. La experiencia popular y familiar era sabia, pero no siempre correcta y muchos de esos mitos han subsistido hasta nuestros días. El embarazo era considerado entonces casi como una enfermedad y no como lo que en realidad es: un estado natural de la mujer para el que su organismo tiene que efectuar numerosos cambios a lo largo de nueve meses. Así que, en muchas ocasiones las mujeres embarazadas, especialmente las primerizas, veían casi con horror el inicio de los síntomas del parto, desconociendo todo lo que ellas mismas podían hacer para facilitar y acortar ese importante suceso, pensando que todo estaba en manos del doctor.

Originalmente escribí este libro para poner el poder y los conocimientos en las manos de la futura madre.

Aunque los niños se siguen haciendo «a la antigüita», y la tecnología no ha cambiado mucho desde la primera edición de este libro hace siete años, hay algunas cosas que hemos aprendido y hay un aumento en el número de servicios disponibles para los padres nuevos.

Este libro refleja estos cambios e incluye una lista actualizada de servicios de asistencia.

Si bien es cierto que el nacimiento de un bebé cambia a todos los que lo rodean: los padres, los abuelos, las hermanas, los hermanos y otros seres queridos, lo que cambia más es el bebé mismo. Depende de nosotros el darle la mejor oportunidad para que llegue a este mundo sano y lleno de cariño. Pienso que la responsabilidad de los nuevos padres se inicia mucho antes de que tengan al bebé en sus brazos. Para las mujeres, prepararse para el embarazo realmente comienza cuando se vuelven adolescentes y son capaces de embarazarse. Si lo piensa bien, lo que la mujer come, si fuma, si toma bebidas alcohólicas, a quién selecciona como pareja sexual, y si contrae una enfermedad venérea o no, todo esto tendrá un impacto en su habilidad para quedar embarazada. Tan es así, que la organización March of Dimes que se dedica a la prevención de malformaciones congénitas, recomienda que todas las mujeres en la edad de la reproducción tomen un suplemento diario de ácido fólico. Si una mujer no está planeando embarazarse y empieza a tomarlo cuando se entera que está embarazada, puede haber perdido una oportunidad. Este libro ayuda a futuras madres y a sus parejas a considerar sus opciones y a tomar decisiones basadas en información correcta. Este libro puede ayudarle a cualquier pareja, ya sea que estén pensando en ser padres en el futuro, o que estén ya involucrados en el proceso del embarazo, ya que la información que obtendrán les ayudará a disfrutar más del proceso y participar plenamente.

LA MADRE HISPANA

Todos conocemos las dificultades que tiene que afrontar una familia cuando emigra a un país extranjero. En el caso de los hispanos que vienen a este país, se ven en la necesidad de aprender un idioma nuevo para poder avanzar económicamente. Tienen además que adaptarse a nuevas costumbres y a un ritmo de vida más rápido que el de sus países de origen.

La mujer, que en muchos casos había limitado su vida a las funciones de ama de casa, tiene que aprender un oficio o profesión y conseguir un empleo para ayudar a la economía familiar. Y, por si fuera poco, cuando decide tener un hijo no cuenta con el apoyo de sus familiares que quedaron detrás.

Esto, que para personas de otras culturas no sería de mayor importancia, representa un verdadero problema para la mujer hispana que proviene de una cultura donde el núcleo familiar, con la madre como centro, es el punto de apoyo del ser humano.

Es fácil concluir entonces que en ese momento, junto a la alegría de saber que pronto va a ser madre, sentirá el temor de no poder hacer frente sola a lo que le espera.

Cuando la mujer cuenta con la compañía y el apoyo de su madre u otro familiar cercano, experimenta el enfrentamiento de las tradiciones de su país natal con la sociedad moderna de este país. Si la pariente que la embarazada tiene a su lado es mayor, probablemente haya tenido más de cuatro hijos y jamás salió de su casa para dar a luz, encontrará injustificado y hasta ridículo que la futura mamá acuda periódicamente a la consulta del especialista y decida dar a luz en un centro hospitalario.

No sería raro que esa persona mayor le comunicara creencias y supersticiones relacionadas con el embarazo, sin ninguna base científica, pero que en los países hispanos se heredan de generación en generación Por ejemplo, algunas de esas creencias afirman que si una mujer embarazada se pone la mano en la barriga durante un eclipse lunar, el niño nacerá con una mancha oscura en la parte del cuerpo donde se la tocó. Que si una embarazada se sienta con los ojos cerrados sobre un asiento debajo del cual se ha colocado una tijera y un cuchillo sin que ella los viera, se puede predecir el sexo del bebé: varón, si la mamá escogió el cuchillo, y hembra si se sentó sobre la tijera. Que si la futura mamá no satisface un antojo, el bebé nacerá con la boca abierta. Que si la barriga se pone redondeada, nacerá una hembra, y si es puntiaguda, será un varón. Que si esto, que si lo otro…

Aunque la sabiduría popular tiene grandes aciertos, lo más sensato es no dejarse agobiar por estas creencias. Evite discutir con quienes las profesan, lo único que se ganará es un disgusto y es probable que esas personas no cambien de opinión. Vale más disfrutar de su cariño y atenciones, que seguramente son sinceras y bien intencionadas.

De cualquier modo, la mujer embarazada tiene el derecho de decidir si desea colaborar o no con su médico para tener un bebé sano. Sobre todo, tiene el derecho de estar informada sobre los riesgos que podría tener su embarazo y la manera en que deberá reaccionar en caso de que se le presente algún problema. Y por supuesto, si tiene a su mamá o a su abuelita a su lado, tendrá la posibilidad de recibir más cuidados y comprensión en esa etapa en que tanto los necesitará.

LA IGNORANCIA ES LA CAUSA DEL MIEDO

En mis años de experiencia profesional he tratado a innumerables mujeres en espera de ser madres. Muchas vienen a mi consulta antes de estar embarazadas. En todas ellas he descubierto cierto temor cuando se ha ido acercando la fecha del parto.

Es perfectamente normal sentir temor y ansiedad cuando se aproxima ese momento, pero se puede perder cuando la mujer sabe qué es lo que está ocurriendo dentro de ella y cómo se está desarrollando su bebé.

Imagínese un niño al que se quiere enseñar a nadar, y para ello se le lanza al mar en una zona profunda, sin previo aviso. Lo más probable es que lo único que se consiga con eso es que nunca quiera volver a la playa, y mucho menos que aprenda a dar ni una brazada. El resultado es diferente cuando se le enseñan los movimientos que debe hacer en la parte baja de una piscina o en la orilla del mar. Con más conocimientos e información, tendrá menos miedo de meterse al mar.

Algo semejante sucedía hasta hace unos años, cuando las mujeres llegaban al parto desconociendo casi todo lo que les ocurriría y lo que debían hacer para ahorrarse sufrimientos. Era mucho más traumático que un chapuzón en agua helada, y las valientes que repetían la experiencia tenían que aprender sobre la marcha, porque ese era «el destino de la mujer» y «para eso venían al mundo.»

Algunas veces el temor de la embarazada se debe a que, desde su niñez, los familiares (sobre todo las mujeres de generaciones anteriores) se lo han ido inculcando inconscientemente. Si la madre tuvo un parto difícil, es posible que le haya contado esa experiencia traumática a su hija, despertando en ella el temor a que le pueda suceder igual. Esto no tiene ningún sentido, ya que ningún embarazo es igual a otro, ni siquiera en la misma mujer.

Los medios de difusión también influyen en los temores de las primerizas. Si los partos en la realidad fueran como los de las telenovelas, ¡seguramente la especie humana se hubiera extinguido hace muchos años! Ninguna mujer puede ayudar a nacer a su hijo dando alaridos. En ese momento necesita toda la capacidad de sus pulmones para pujar y mantener oxigenado al bebé, por lo que es totalmente imposible que al mismo tiempo esté gritando a voz en cuello, tal y como sucede en las novelas que vemos en televisión, cada vez que la protagonista está pariendo. De modo que no hay que dejarse impresionar por esas imágenes.

Lo más importante es que la futura madre reciba toda la información posible sobre su estado, dejando a un lado falsos pudores y preguntando todo lo que desee saber al doctor que la esté atendiendo, sin miedo a parecer tonta. Mientras más confianza tenga en su médico, más efectiva será la colaboración entre ambos para lograr un parto feliz.

PAPÁ TIENE DERECHO A SABER

En la mayoría de los casos, salvo cuando se trata de madres solteras o parejas que por alguna razón tienen que vivir separados, el futuro padre será el familiar más cercano de la mujer embarazada. Por eso, nadie mejor que él para ayudarla en esta difícil etapa. Difícilmente un hombre podrá ayudar a su esposa durante su embarazo si no está informado también sobre este proceso.

Muchos hombres se desaniman al ver que su esposa está melancólica o de mal humor, rechaza algunos alimentos y lo despierta de madrugada para pedirle otros; algunas veces no desea ni que la toque y otras, para su sorpresa, solicita insistentemente que le haga el amor. El resultado es que se mantienen distantes porque no saben cómo lidiar con esas situaciones, y de ese modo le niegan a su esposa los cuidados y mimos que ella tanto necesita.

Es por esto que este libro también está dedicado a ellos. Su lectura, preferiblemente junto a la futura madre, le aportará al futuro papá los conocimientos y la seguridad necesarios para colaborar en el desarrollo prenatal de su hijo, aunque no lo lleve en su vientre. El poder seguir el embarazo de su esposa paso a paso le servirá para disfrutar de su hijo aun antes de su nacimiento.

Pocas cosas unen tanto a la pareja como que papá apoye su mano o su cabeza en el vientre de su compañera para escuchar las patraditas del bebé, o conversarle y cantarle suavemente durante los últimos meses, a sabiendas de que el bebé lo está escuchando y está aprendiendo a reconocer su voz.

Al mismo tiempo, esto servirá para que el nuevo papá se anime a presenciar el parto, apoyando moralmente a su pareja y disfrutando del privilegio único de ver nacer a su hijo.

EL EMBARAZO ANTICIPADO

Aunque el embarazo en la adolescencia no se recomienda, porque puede conducir a abortos, nacimientos prematuros, bebés de bajo peso y madres poco preparadas o no dispuestas a criar a un hijo, es un hecho que se produce bastante a menudo en nuestros días. Si el embarazo es un acontecimiento que despierta cuestionamientos, temores y dudas en las mujeres adultas, ¡cómo lo será para aquellas que son adolescentes o acaban de pasar la adolescencia! Muchas veces la adolescente ni siquiera ha terminado sus estudios secundarios, por lo que desconoce muchas cosas acerca de su anatomía y las funciones de su cuerpo. En otros casos, la chica posee los conocimientos adquiridos en la escuela, pero se sorprende cuando se da cuenta que todo lo que le ha explicado el profesor de biología está por sucederle a ella.

Una vez confirmado el embarazo, la jovencita deberá seguir al pie de la letra los consejos del médico para evitar las complicaciones que pudieran presentársele y tomar conciencia de que a partir de ese momento será responsable de la vida que se está formando en su vientre, por lo que deberá cuidarse por los dos.

El más importante de esos cuidados será la dieta. Sabemos que para los adolescentes no hay manjares más apetitosos que las salchichas, los hamburguesas y las pizzas que indiscutiblemente son deliciosos (de vez en cuando), pero no le aportarán a la futura madre los nutrientes que su bebé necesita para nacer saludable.

Las páginas de este libro pueden servir de guía a la joven embarazada para transformar sus hábitos alimenticios, llevando una dieta balanceada rica en vitaminas y minerales, para que su bebé se desarrolle normalmente, también para que corrija, si los tiene, problemas de peso que podrían no sólo afectar al bebé, sino dificultar el proceso de parto.

UNA MAMÁ MADURA

El caso contrario es el de la mujer madura que ha esperado mucho años para tener a su hijo. Hoy en día resulta bastante frecuente encontrar profesionales exitosas que se han privado de la alegría de ser mamás hasta cumplir las metas que se han propuesto en su carrera, lo cual es admirable. Pero las mujeres maduras también tienen preocupaciones acerca de su salud y necesitan tanta información como las adolescentes.

La mayoría de estas mujeres desean continuar trabajando mientras el embarazo se los permita, por lo que cuentan con muy poco tiempo para consultar una bibliografía exhaustiva e informarse sobre todos los aspectos del embarazo y el parto. Ellas encontrarán esta guía particularmente útil, por su sentido de orientación tan asequible.

¿QUÉ SE PROPONE ESTE LIBRO?

Existe una numerosa bibliografía en inglés acerca del embarazo y el parto, bajo el título de Pregnancy y Childbirth, respectivamente; pero se publican pocos artículos en español y hasta ahora no se ha publicado ninguna guía para la mujer hispana. Este libro, está dirigido específicamente a la mujer hispana y está disponible tanto en inglés como en español.

No es mi propósito ofrecer una documentación científica extensa y detallada sobre el tema, sino crear un libro que sea útil, accesible y acogedor. Tampoco me he propuesto tratar temas como la medicina alternativa y ciertos partos que se practican ocasionalmente, tales como el parto sentada y el parto bajo el agua.

He querido abordar los aspectos básicos del embarazo y los riesgos que este puede presentar. Transmitirle a la mujer embarazada que en su estado es normal tener miedo y ansiedad, pero que mientras mayor sea la información que ella tenga sobre su embarazo, mayor será la confianza y el control que tendrá en los momentos difíciles que se le puedan presentar.

Gran parte del éxito del embarazo reside en que la mujer sepa lo que está pasando y cómo debe de enfrentar ciertas situaciones. Por sobre todo, la mujer debe saber que el embarazo no es una enfermedad; es un estado de la mujer sana durante el cual requiere cuidados especiales.

A lo largo de todo el libro, la futura mamá encontrará cuadros breves con indicaciones sencillas, datos, sugerencias y comentarios de diversos temas relativos al embarazo. Estos comentarios van desde sugerencias de nombres para niños y niñas, hasta teléfonos y direcciones de centros de asistencia, frases inolvidables sobre la maternidad, investigaciones médicas recientes sobre la salud de la madre y el bebé y cifras acerca de los riesgos del embarazo.

En *Mamá sana, bebé sano* también encontrará comentarios y recuerdos de algunas mamás hispanas del mundo de la televisión y la música, quienes no por ser famosas se han olvidado de sus emociones en los días en que estaban a punto de traer sus hijos al mundo. Estas celebridades les ofrecen consejos útiles a las futuras mamás basados en sus propias experiencias de embarazo, en exclusiva en este libro.

Para facilitar la comprensión de *Mamá sana, bebé sano* le hemos anexado al final del libro un léxico con el significado de ciertas palabras en inglés relativas al embarazo y al parto y con las que la embarazada muy probablemente se tropezará a lo largo de sus nueve meses o en la etapa del alumbramiento.

Escribí este libro de forma que el lector seleccione si lo quiere leer de principio a fin, o si lo quiere leer cada mes a medida que el embarazo progresa, o puede buscar respuestas a sus preguntas o utilizarlo para entender ciertas palabras en inglés o en español, o puede buscar servicios que estén disponibles en diferentes áreas.

En nuestra cultura hispana las embarazadas siempre han tenido, además de la orientación profesional del médico, en el ambiente hogareño, el consuelo y la experiencia de una voz amiga en quien han podido confiar. *Mamá sana, bebé sano* pretende convertirse en esa voz amiga que, a través de un compendio informativo accesible, las oriente acerca de lo que deben hacer y esperar durante esos nueve meses, siempre con el tono familiar y cariñoso con el que tradicionalmente la familia hispana espera ser tratada por el médico de la casa… un amigo, más que un profesional.

El contacto de la mujer embarazada con su médico es insustituible, este libro no pretende en lo más mínimo reemplazar al obstetra. Él o ella será quien se encargue de suministrarle la información específica que no haya encontrado en este libro, cuya meta es la de brindar una orientación general y precisa a todas las mujeres hispanas. El embarazo es la experiencia más natural y a la vez la más maravillosa. Es una de las aventuras más fascinantes en la vida. Este libro hará que el embarazo y el parto sean menos misteriosos y le causen menos temor, sin quitarles su «magia». Espero que lo disfruten y que les sea útil.

—ALIZA A. LIFSHITZ, M.D.

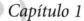

Capítulo 1

CONSIDERACIONES
PRELIMINARES

E l nacimiento de un bebé es mágico. Jamás he dejado de asombrarme. De hecho, en el primer parto que presencié como estudiante de medicina, la emoción fue tan intensa que lloré más que la madre que recién había dado a luz. Esa personita se desarrolla de un huevito tan pequeño que no se logra ver sin ayuda de un microscopio y es fertilizado por un espermatozoide aun de menor tamaño. Cuando se unen, forman el embrión que es como una pequeña esfera que contiene toda información necesaria de los diferentes órganos que se deben formar, el lugar que deben ocupar en el cuerpo y la función que deben tener; la información acerca del color de los ojos y del pelo y la que determina que a los nueve meses cese el desarrollo dentro de la madre para continuar de forma independiente después del parto. Ese es el glorioso momento en que esa personita se convierte en un individuo que respira, siente, come, llora, sonríe y empieza a relacionarse con sus alrededores.

Idealmente se espera que el embarazo y el parto sean perfectos, especialmente considerando toda la tecnología disponible hoy. Pero no hay garantías. Hay ciertas cosas que pueden ayudar a prevenir problemas o a detectarlos tempranamente. El estado de salud de la madre, sus antecedentes ginecológicos y médicos, así como los de la familia, juegan un papel importante.

SI ESTÁ PENSANDO EN EMBARAZARSE

El embarazo debe de ser una experiencia muy especial que idealmente recordará con cariño. Si se cuida y se prepara antes de embarazarse, aumentarán sus posibilidades de que sea así. Su condición física y su alimentación pueden determinar si su embarazo es más fácil o más difícil. Aunque se sienta bien, acuda a su médico para una revisión antes de embarazarse. Si tiene algún problema médico como diabetes, hipertensión, hipotiroidismo, asma, etc., acuda a su médico y asegúrese de que está controlada y tomando las medicinas necesarias para aumentar sus posibilidades de embarazarse y de ayudar a su bebito a que se desarrolle y crezca en las mejores condiciones.

ANTES DE EMBARAZARSE, CONSIDERE LO SIGUIENTE

- Inicie un programa de ejercicio (si no lo está haciendo).
- Baje de peso si está en sobrepeso (el embarazo no es el momento de ponerse a dieta).
- Hágase los estudios que requiera (como las radiografías que su médico le recomendó para el dolor de espalda o para sus dientes); una vez embarazada no lo podrá hacer.
- Deje de fumar y de tomar bebidas alcohólicas. Es el momento ideal para dejarlos.
- Si toma vitaminas, hierbas u otras medicinas, consulte con su médico en cuanto a los efectos que podrían tener en el bebé si se embaraza; o quizá le recomiende que tome vitaminas como suplemento de su dieta.
- Cerciórese de que esté tomando bastante ácido fólico. Un miligramo cada día mínimo tres meses antes de embarazarse ayuda a prevenir algunas malformaciones congénitas.
- Hable con su médico si no ha tenido rubéola y no le dieron la vacuna; su médico quizá quiera hacer un examen de sangre para ver si tiene los anticuerpos o darle la vacuna para prevenir problemas una vez que se embarace.
- Si le suministran la vacuna contra rubéola, espere tres meses antes de embarazarse.

SI PIENSA QUE ESTÁ EMBARAZADA

Tan pronto se dé cuenta o se imagine o piense que puede estar embarazada, es importante que consulte a su médico. Aunque la regla pueda faltar por diversas razones, incluyendo tensión nerviosa, fatiga por exceso de trabajo, cambio de peso o ejercicio excesivo, es importante confirmar si está embarazada. Tengo pacientes que dicen: «Bueno, yo ya tuve uno (o cuatro) niños sin problemas, ya sé que me tengo que tomar mis vitaminas prenatales y comer bien y no subir mucho de peso. ¿Para qué tengo que ir al doctor ahora? Mejor me espero». La contestación es: *No espere*. Cada embarazo es diferente y necesita de supervisión médica para detectar si hay cualquier problema que quizá no tuvo en los anteriores. El consultar a su médico al inicio del embarazo aumenta las posibilidades de que *este* también sea un embarazo sin complicaciones.

SÍNTOMAS QUE PUEDEN INDICAR EMBARAZO

- Ausencia del período menstrual.
- Un período menstrual muy ligero.
- Cambio en el tamaño de sus senos, con mayor sensibilidad o ligero dolor. Es posible que sienta un dolor semejante al que algunas mujeres experimentan unos días antes de la menstruación, y que desaparece cuando aparece la regla.
- Si está embarazada, el dolor puede continuar por varias semanas, acompañado de una sensación de hormigueo en los pezones y un visible aumento de tamaño. Esto se debe a que las glándulas mamarias se están preparando para producir la leche que alimentará a su bebé.
- Náuseas debidas al aumento en la producción de las hormonas.
- Aumento en la frecuencia para orinar. El útero está aumentando de tamaño y le oprime la vejiga, pero este síntoma suele desaparecer al tercer mes para reaparecer en el último trimestre del embarazo, cuando el feto pesa más.
- Antojos y preferencia por ciertas comidas. Si era de las que creían que los antojos eran un «cuento» de las embarazadas, quizá note que le está sucediendo a usted. De todas formas, comer un poco más de ciertas comidas que se le antojen no le hará daño, siempre que lleve una dieta balanceada.
- Cansancio.

- Ligero aumento en la secreción vaginal. Puede ser un síntoma normal del embarazo, debido al aumento en las hormonas. Un examen de laboratorio por su médico, descartará que se trate de una infección.
- Aumento en la producción de saliva en los primeros meses.

PRUEBAS QUE CONFIRMAN EL EMBARAZO

Todas las pruebas se basan en la presencia de la hormona conocida como gonadotropina (HCG) coriónica humana. La placenta produce esta hormona y se puede medir en la orina o en la sangre de la mujer.

PRUEBAS CASERAS

Se venden en las farmacias sin receta y sólo necesitan una muestra de orina. Entre ellas tenemos «First Response», «EPT», «Clear Blue Easy/Digital», «Fact Plus Select» y «Answer One-Step». Algunas traen las instrucciones en español. Son estupendas para las mujeres que no tienen la paciencia de ir al médico para averiguar si están embarazadas. Su costo varía entre $10 y $23 (dólares). No requieren receta médica. Aunque no son infalibles, ofrecen mayor precisión cuando se usan correctamente. Se consideran pruebas iniciales rápidas y cómodas que se hacen en casa. El diagnóstico definitivo se establece durante la visita al médico.

Las pruebas caseras son más exactas cuando se siguen las instrucciones al pie de la letra, y cuando se hacen dos semanas después de la demora del período menstrual. Si la lectura es negativa, se recomienda repetir la prueba nuevamente una semana después. Si la segunda prueba también es negativa, las posibilidades de embarazo en ese momento son más remotas. Sin embargo, aun cuando el resultado sea negativo, al faltarle la segunda regla deberá visitar al médico de inmediato, pues esto podría ser el síntoma de algún otro problema.

Hay circunstancias que hacen que la prueba dé un resultado positivo cuando no hay embarazo y viceversa.

Entre las causas de un *resultado positivo falso* (o sea que la mujer *no* está embarazada pero el resultado de la prueba es positivo) tenemos:

- El uso reciente de marihuana, de metadona o de ciertas medicinas como la metildopa (conocida como Aldomet) que se usa para el tratamiento de la hipertensión.
- Un tipo de cáncer conocido como mola hidatidiforme.

Entre las causas de un *resultado negativo falso* (o sea que la mujer sí está embarazada, pero la prueba es negativa) tenemos:

- La orina muy diluida.
- No se hace el examen en un período corto de tiempo después de obtener la muestra de orina.
- El envase donde se recoge está contaminado o sucio.
- Se hace el examen demasiado temprano en el curso del embarazo.

PRUEBAS DE LABORATORIO

Como indiqué anteriormente, se basan en la presencia de la hormona gonadotropina coriónica en la orina o en la sangre y son las que su médico manda a un laboratorio.

Además de confirmar el embarazo con una muestra de orina o de sangre, su médico al hacer un examen pélvico, puede detectar ciertos cambios como el aumento en el tamaño de la matriz. El diagnóstico durante un examen pélvico es más exacto a partir de las ocho semanas de embarazo. Desde luego que este examen no afecta al bebé.

El examen de sangre puede ser cualitativo, o sea, confirma o niega si hay embarazo, o puede ser cuantitativo. El cuantitativo da un número. Junto con la fecha de su última regla, ese número puede ayudar al médico a determinar la fecha del parto. La cifra de la hormona gonadotropina coriónica humana normalmente aumenta a medida que el embarazo avanza y se puede usar para evaluar el crecimiento y el progreso normal del mismo.

En los casos de embarazo ectópico (o sea, el embarazo en donde el bebito no se está desarrollando dentro de la matriz), el resultado de la prueba de embarazo es positivo pero habitualmente estos embarazos no pueden llegar a término y pueden poner en peligro la vida de la madre también. **Por eso, aunque la prueba de embarazo en casa salga positiva y usted se sienta bien, debe de hacer una cita con su médico lo antes posible.**

MITO

Si el vientre de la mujer es puntiagudo es niño, si es redondo es niña.

La forma del vientre de la mujer depende de varios factores: de qué tan fuertes están sus músculos abdominales, de la posición que tiene el bebito, si es uno o si son más; de su postura al estar de pie, de la forma y tamaño de su pelvis, etc. Las primerizas tienden a tener músculos más fuertes y a tener el vientre un poco más pequeño y el bebito tiende a estar más arriba. Todo lo que mencioné no tiene nada que ver con el sexo del bebé. Si alguien acierta, es simple coincidencia.

SU OBSTETRA

Si usted tuviera un bebé, seguramente no lo llevaría a la consulta de cualquier doctor, ¿verdad que no? Pues lo mismo deberá hacer con el médico que se hará cargo de su embarazo. En definitiva, el obstetra será el médico de su hijo… antes de nacer.

- Debe ser un(a) profesional con título en medicina y con entrenamiento especializado en obstetricia y ginecología.
- Es ideal si ha sido recomendado (a) por una amiga o familiar que se ha atendido con él o ella, o si se lo ha recomendado otro doctor(a) a quien usted le tiene confianza.
- Debe inspirarle confianza como para contarle absolutamente todas sus preocupaciones respecto a su embarazo y entenderse bien con él o ella en su propio idioma.
- También es importante que le pregunte a él o ella quién atendería el parto en caso de que no esté de guardia ese día.
- Idealmente debe estar asociado (a) al hospital donde usted quiere tener a su bebé.

CURANDERISMO O CURANDERÍA

Es el arte que practican los conocidos «curanderos» que usan hierbas, espiritismo o temas religiosos para curar. Esta tradición se practica desde hace varios cientos de años y se inició con los mayas y los aztecas en el México precolombino. Es un arte que tiene, aun en la actualidad, seguidores fieles, con testimonios de personas que dicen haberse curado de todo tipo de enfermedades conocidas desde físicas hasta mentales en niños y adultos. En algunas áreas rurales existen personas que nunca han visitado a un médico; el curandero los ha tratado de «todos sus males». Es posible, que en ocasiones los curanderos hayan atendido partos, pero no están autorizados para hacerlo y fiarse de ellos puede ser potencialmente peligroso para la salud del bebé y de la mamá.

SUS VISITAS AL MÉDICO

No faltará quien le diga que usted visita demasiado al médico y que eso no es necesario, porque es una mujer sana. Le pondrán de ejemplo a alguna mamá que ha tenido hijos saludables sin atención médica previa, a lo que usted podrá responder que precisamente, gracias a la supervisión durante el embarazo, se han reducido drásticamente las complicaciones tanto para las mamás como para los bebitos. Sus posibilidades de tener un bebé saludable y de reducir al mínimo las complicaciones del embarazo están directamente relacionadas con el inicio del cuidado prenatal por su médico en forma temprana.

Su primera visita al doctor

Idealmente debe ocurrir tan pronto como sospeche que puede estar embarazada. Es conveniente que anote la fecha del primer día de su última menstruación. Evite las duchas vaginales antes de su vista, ya que podría eliminar ciertas secreciones que podrían ser importantes para el examen ginecológico. Responda a las preguntas del doctor con la mayor precisión posible. Haga todas las preguntas necesarias para aclarar sus dudas.

Lo que debe esperar de esta primera visita:

- La confirmación del embarazo, si está embarazada.

- La posible fecha del parto, de acuerdo a la fecha de su última menstruación.

- El porqué de la frecuencia de sus visitas al médico.

- Algunos de los signos o síntomas que deben alertarla a llamar al médico o a ir a una sala de emergencias o al hospital.

- Recomendaciones en cuanto a dieta, ejercicios y vitaminas.

La atención médica que se le brindará en esta primera visita:

Se le harán preguntas generales sobre su salud, la del padre del bebé, la de sus familiares y los familiares del padre.

QUÉ INFORMACIÓN DEBE PROPORCIONAR A SU DOCTOR

No le oculte al médico nada acerca de sus enfermedades anteriores, posibles abortos o embarazos, personas en su familia con enfermedades hereditarias, o de cualquier otro tema por penoso o privado que le parezca. Aunque a usted no le guste hablar de ciertas cosas, es esencial para su embarazo que el médico esté enterado de TODO lo que pueda influenciar su salud y la de su bebé. Si el obstetra no tiene toda la información, no podrá brindarle la mejor atención médica.

Su historia médica:

Su médico obtendrá su historia médica. La información que él o ella requiere es la de su salud, la de su familia y si ha tenido embarazos anteriores. Es importante que usted responda honestamente y proporcione la mayor información posible. Esta información es confidencial. Usted debe de indicar si está tomando alguna medicina (incluso las que no requieren de receta, i.e., aspirina), si tiene algún problema médico (como diabetes, presión alta a asma), si tiene alergias, si ha recibido transfusiones de sangre, si ha tenido alguna operación o infección previa (como hepatitis), si ha tenido rubéola o si le han puesto la vacuna, si fuma, si toma bebidas alcohólicas o si ha usado drogas.

La historia familiar es importante para determinar si hay algún problema que pudiera ser hereditario. A veces si ha tenido un niño con algún problema médico, se recomiendan ciertos estudios en embarazos posteriores o incluso una consulta con un especialista en genética (en problemas hereditarios).

Su historia ginecoobstétrica:

La información sobre su condición ginecológica y obstétrica es tan importante para su médico como lo que se averigua en cada consulta acerca del desarrollo del embarazo.

Es importante que su médico esté bien informado sobre cualquier problema o condición previa, pues aunque estas circunstancias no tengan una relación inmediata con este embarazo, le ayudarán a su doctor o doctora a saber más acerca de su cuerpo y de cómo ha funcionado y respondido en el pasado.

Antes de su visita haga una lista de los problemas de salud que haya tenido para que no se le olvide nada. Incluya todo, por ejemplo los abortos espontáneos (naturales) o provocados, los embarazos anteriores, las cirugías, las infecciones transmitidas a través de contacto sexual, etc.

No se frene por consideraciones morales acerca de lo que el médico podría pensar de sus embarazos anteriores, de sus infecciones previas, etc. Él obtiene esta información no para establecer un juicio acerca de usted o de su pasado, sino para tener una evaluación completa y poder prevenir problemas.

Será importante si ha tenido embarazos previos que mencione el peso del bebé (o los bebés) al nacer, cuánto duró el trabajo de parto, si el parto fue vaginal o por cesárea, si usaron anestesia y si hubo alguna complicación. Por ejemplo: embarazos prematuros, presión alta o diabetes durante el embarazo o el parto; así como infecciones, sangrados o algún problema para dar pecho.

Un examen físico evaluará:

- Su peso y estatura.

- Su presión arterial.

- Su condición general, de cabeza a pies, escuchando el corazón, los pulmones, examinando los senos, el abdomen y haciendo un examen pélvico.

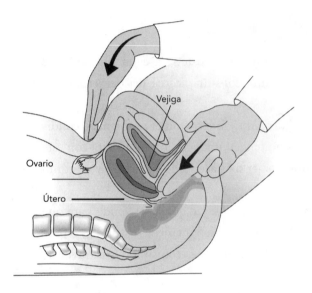

Examen pélvico

Con la mujer acostada de espaldas y las piernas flexionadas, el obstetra inserta dos dedos en la vagina y pone su mano sobre el abdomen para palpar la matriz y los ovarios.

El objeto de los análisis de sangre, de orina y el ultrasonido:

Se le someterá a una serie de pruebas. Entre ellas:

- Una prueba para determinar su grupo sanguíneo y factor Rh.

- Una prueba para determinar el nivel de hemoglobina en la sangre para descartar anemia.

- Una prueba para determinar la presencia de anticuerpos contra la rubéola (si no la han vacunado o no la ha padecido, o no sabe).

- Una prueba de sífilis y otras enfermedades transmitidas por contacto sexual.

- La prueba para el virus de la hepatitis.

- Una prueba de Papanicolau, si no se la ha hecho en el último año (para descartar células cancerosas en el cuello de la matriz o cérvix).

- Le ofrecerán una prueba para el virus del VIH/SIDA.

- En la orina le chequearán la presencia de azúcar y proteína; esto puede sugerir diabetes, problemas del riñón o infecciones.

- Si es mayor de treinta y cinco años, o si existe algún antecedente familiar o cierta susceptibilidad a ciertas enfermedades, su médico podría recomendar algunos exámenes (genéticos) especiales y más adelante un examen del líquido que rodea al feto en la matriz (el líquido amniótico), conocido como amniocentesis.

- Un ultrasonido para determinar si el embarazo está dentro de la matriz, si ya se puede escuchar el latido del corazón y si coincide el tamaño con las fechas del embarazo (ver capítulo 3).

Varias de estas pruebas se harán de nuevo en el transcurso del embarazo.

¿QUÉ OTRAS COSAS SON IMPORTANTES EN ESTA PRIMERA VISITA?

Es importante que usted haga todas las preguntas que sean necesarias para resolver sus dudas en cuanto al embarazo. Exprese sus temores y expectativas sin miedo y con franqueza. Entre más información tenga, le será más fácil el embarazo. Probablemente esta sea la cita más larga.

SUS VISITAS SUBSECUENTES

La frecuencia de los exámenes médicos variarán de mujer a mujer, pero por lo general se puede esperar lo siguiente:

Si no tiene ningún problema médico y se siente bien, su médico la verá cada cuatro a seis semanas durante los primeros siete meses del embarazo. A partir del octavo mes (o 32 semanas), la verá cada dos semanas. Y en el último mes la verá cada semana. Asegúrese de discutir cualquier síntoma que tenga y de preguntar todas sus dudas. Si es necesario, anótelas y llévelas con usted.

En cada visita su médico revisará su peso, su presión arterial, examinará el tamaño de su matriz y a medida que el embarazo avance, chequeará el tamaño y la posición del bebé así como los latidos de su corazón. También examinará una muestra de orina para detectar la presencia de azúcar o proteína.

Típicamente le tomarán un examen de sangre para detectar anormalidades en el desarrollo del sistema nervioso del bebé a las dieciséis semanas de embarazo (la prueba se llama Alfafetoproteína) y a las treinta semanas de embarazo para medir el nivel de azúcar en la sangre y descartar diabetes gestacional (ver capítulo 2) y le harán una biometría hemática para descartar anemia (baja de glóbulos rojos).

Nunca piense que como se siente bien, usted es capaz de seguir su embarazo por sí sola. El no ir al médico, aunque se sienta bien durante unos meses, es poner en peligro su salud y la de su bebé.

El número ideal de visitas a la consulta del médico en un embarazo sin complicaciones es de doce a trece en el transcurso de los nueve meses. No falte a ninguna y, durante el último mes, no deje de ir cada semana hasta el momento del parto.

En el caso de mujeres que tienen otros problemas médicos como asma, hipertensión, diabetes, problemas del corazón o alguna complicación durante el embarazo, su médico le indicará la frecuencia de sus visitas y si es necesario hacer otros estudios.

CUÁNDO LLAMAR AL MÉDICO

Hay ciertos signos o síntomas que podrían presentarse durante el embarazo y que debe de comunicarle a su médico de inmediato, ya que podrían ser importantes. Entre ellos están:

Sangrado vaginal. Aunque es muy común en los primeros tres meses del embarazo, también podría ser un signo de amenaza de aborto. Obviamente la cantidad del sangrado, la duración y si está acompañado de dolor son datos muy importantes.

Dolor abdominal. Ligeras molestias en el abdomen debido al crecimiento del bebé en la matriz, o incluso la sensación de pequeñas contracciones cuando se mueve el bebé son comunes. Pero, si tiene dolor severo o persistente, consulte a su médico.

Vómito persistente. Las náuseas y vómitos, especialmente en los primeros tres meses de embarazo son muy comunes, pero si son persistentes y severos, consulte a su médico.

Fiebre. Como cuando no se está embarazada, si se tiene fiebre, generalmente se debe a una infección. Puede ser debido a algo tan sencillo como una gripe, pero podría deberse a una infección en la orina, en los órganos reproductivos o en otro sitio, que requiere de tratamiento con antibióticos.

Hinchazón de la cara, las manos o los pies, que se debe a retención de líquidos. Cuando es severa o progresiva, especialmente en los últimos meses de embarazo, es importante notificar a su médico, ya que puede ser un signo inicial de eclampsia o toxemia del embarazo (una complicación que discutiremos más adelante en el capítulo 3).

Visión borrosa. Si nota la visión borrosa, consulte a su médico, también podría representar un signo de eclampsia. Si tiene diabetes, podría sugerir que su azúcar no está bien controlada.

Dolor de cabeza severo y persistente. Aunque frecuentemente se debe a congestión en los senos paranasales (sinusitis), también puede deberse a retención de líquidos y eclampsia.

Flujo vaginal. Es normal que la cantidad de flujo vaginal aumente ligeramente durante el embarazo. Pero no lo es que cause síntomas (como ardor, comezón, etc.). Si nota una cantidad de flujo excesiva, también podría representar que se ha roto la fuente (o sea, que este flujo es el líquido amniótico que rodea al bebé) en cuyo caso debe notificar a su médico de inmediato.

Sed excesiva. Podría deberse a una elevación del nivel de azúcar en la sangre (desarrollo de diabetes).

Varios estudios indican que las embarazadas que visitan al médico con frecuencia tienen bebés más saludables y con menos complicaciones. Además de ir a sus citas, debe de notificarle al doctor cualquier molestia o duda que tenga. Hay problemas que, a pesar de que comienzan en forma inofensiva, a largo plazo pueden convertirse en complicaciones serias.

PARTERAS NO CERTIFICADAS

Las parteras han jugado un papel muy importante especialmente entre los hispanos de ascendencia mexicana de condiciones socioeconómicas bajas. Históricamente, como las curanderas, la mayoría no han tenido ninguna educación formal. No sólo se ocupan de atender el parto en casa, sino que frecuentemente juegan un papel importante dentro de la comunidad como parte de la familia e incluso como «curanderas» y nanas. Las parteras no son médicas y no tienen el entrenamiento necesario para ocuparse de asuntos médicos.

Si decide recurrir a una partera, asegúrese de que sea una enfermera-partera certificada (certified nurse midwife, CNM, en inglés) o una partera certificada (certified midwife, CM). Las parteras certificadas han tenido entrenamiento y saben cuándo llamar a un médico o referir a un hospital en caso de una emergencia. Las parteras no certificadas (lay midwives) no tienen el entrenamiento necesario para proporcionarle a usted y a su bebé el mejor cuidado. Si usted tiene más de treinta y cinco años o tiene un embarazo de alto riesgo vea a un médico, la partera aunque esté certificada, no es una opción.

LAS ENFERMERAS-PARTERAS CERTIFICADAS

Las enfermeras-parteras certificadas son profesionales de la salud entrenadas para cuidar de los embarazos de bajo riesgo y de atender a las mujeres con partos sin complicaciones.

CALCULE LA FECHA DEL PARTO

Aunque generalmente hablamos de los «nueve meses» del embarazo, su verdadera duración es de diez días más. Por eso los ginecólogos hablan de «semanas» (de treinta y seis a cuarenta) en vez de meses, pues esta medida es más precisa. Aun más exacta es la cuenta en días: 280. Usted verá que en pocas semanas usted estará contando tanto en semanas como en meses.

Nadie puede predecir con exactitud la fecha de su parto. Hay ciertas reglas generales que se utilizan para obtener una aproximación. Están basadas en mujeres que tienen su ciclo menstrual regular cado veintiocho días. Es muy sencillo y, aunque su doctor hará el cálculo durante su primera visita, si desea, usted puede hacerlo antes. Hay dos formas de hacerlo:

CALCULANDO LA FECHA DEL PARTO

■ Partiendo del primer día de su última regla, agregue siete días y reste tres meses. Por ejemplo: si el primer día de su última regla fue el 12 de abril, añada 7 días, eso es abril 19. Reste 3 meses del 19 de abril y le dará enero 19. Esa es la fecha aproximada de su parto.

o

■ Partiendo del primer día de su última regla, sume 280 días

En realidad, en el cálculo de la fecha se considera como normal el período de las dos semanas anteriores y posteriores. Así que lo mejor es que tenga lista la maleta que llevará al hospital unos quince días antes de la fecha prevista. Si se pasan más de dos semanas de la fecha prevista su médico le recomendará la inducción del parto (o sea el dar una solución intravenosa o romper la fuente para provocar el parto) o una cesárea, según el caso particular. Esto se hace porque cuando la placenta envejece no sirve para nutrir al bebé.

LOS DERECHOS DE LA MAMÁ QUE TRABAJA

Se calcula que cada año, más de un millón de mujeres que trabajan en los Estados Unidos quedan embarazadas. De ellas, un 89 por ciento trabaja hasta el último mes. Si usted trabaja debe de hacer lo siguiente.

- Revise de antemano cuáles son las regulaciones acerca del embarazo en su compañía y en el estado donde vive.

- Avise en su trabajo que está embarazada en el momento en que desee solicitar su permiso para estar ausente (idealmente, durante el tercer trimestre).

- Comunique a sus jefes cuándo es que piensa volver al trabajo, dejando tiempo suficiente para recuperarse y para arreglar todo lo referente al cuidado del bebé.

- La ley indica que si usted trabaja en una empresa de cincuenta o más empleados tiene derecho a doce semanas de «permiso materno» sin sueldo cada año y que, después de ese período, usted regresará de nuevo a su puesto con los mismos beneficios anteriores.

- También el Acta de Discriminación del Embarazo de 1978 ordena que a las embarazadas que trabajan en empresas de quince o más empleados, se les debe de tratar de la misma forma. Bajo esta ley, a la embarazada se le deben dar los mismos beneficios de cuidado de salud, licencia o inhabilitación que a cualquier otro empleado por razones médicas. Estos beneficios incluyen tareas laborales más sencillas, turnos alternos, seguridad de recuperación del trabajo después del parto, acumulación de vacaciones, etc.

SU TRABAJO Y LA SALUD DEL BEBÉ QUE ESPERA

Es posible que la tensión en el trabajo que sufren las embarazadas esté relacionada con el nacimiento de niños prematuros. Según la doctora Barbara Luke, del Centro Médico de la Universidad de Michigan en Ann Arbor, «La cantidad de prematuros ha aumentado debido a que se ha duplicado el número de mujeres que trabajan en los Estados Unidos de América en los últimos treinta y cinco años». Al parecer, el estar demasiado tiempo de pie, el ejercicio físico excesivo, las horas irregulares de trabajo o las jornadas demasiado largas, la fatiga y la tensión laboral pueden haber contribuido al aumento de un 20 por ciento en el número de nacimientos prematuros en la última década. Según la doctora Luke esta situación podría mejorarse si las embarazadas pudieran tomar tres medidas preventivas: reducir las horas por semana o por turno; cambiar las actividades laborales para hacerlas menos agotadoras; y tener acceso al permiso de maternidad antes del noveno mes, sobre todo en los casos de mujeres que tengan problemas durante su embarazo.

CÓMO CUIDARSE EN EL TRABAJO

- Si usted trabaja sentada, camine un poco cada hora para activar la circulación y eleve los pies cuando se siente. También haga ejercicios para estirar las piernas de vez en cuando, como extender la punta de los pies y luego llevarla hacia atrás (flexionarla). Use una almohada en la espalda y doble ligeramente la cintura hacia delante cuando sienta demasiada presión.

- Si trabaja de pie, tome descansos de veinte minutos o trate de hacer la labor sentada. Trabajar de pie más de tres horas al día, aumenta su riesgo de aborto, así como manejar maquinarias grandes o que vibren, levantar cosas pesadas, hacer labores repetitivas, o estar en ambientes con ruido, calor o frío excesivos.

- Ya sea sentada o de pie, use calzado cómodo y sin tacón, medias de maternidad o calcetines a la altura de la rodilla. Vístase «en capas» de forma que, si se siente acalorada, pueda quitarse alguna prenda.

- Durante el receso de mediodía, busque un sitio tranquilo donde pueda acostarse.

- Si usted trabaja en una industria donde se utilizan sustancias químicas que podrían ser perjudiciales para el desarrollo del feto, es esencial que actúe de inmediato, y le pregunte a su médico. Algunos químicos podrían crearle más molestias en el embarazo únicamente, pero otros podrían provocar un aborto, un parto prematuro o malformaciones en el feto.

- El período más crítico para la exposición a sustancias nocivas es el primer trimestre, sobre todo las primeras seis a ocho semanas, que es cuando se están formando los órganos de la criatura. Varias sustancias pueden atravesar la placenta y llegar al feto. Averigüe si donde trabaja está expuesta directamente (o indirectamente) a una de las siguientes sustancias tóxicas:

    Plomo, níquel, cadmio, mercurio, arsénico, dioxina.

    Detergentes que contienen hexaclorofeno.

    Disolventes que se utilizan para producir materiales plásticos y gomas.

- Si hay radiaciones ionizantes (como las que provienen de los anestésicos gaseosos) o áreas en donde hay mucho polvo, humo, o gases como el monóxido de carbono, entre otros, también pueden tener efectos perjudiciales. Lo mismo se aplica a los excesos en el nivel de ruido (especialmente por encima de 90 decibeles), de calor o de frío.

- Si usted trabaja con niños, recuerde que está más propensa al contagio de infecciones comunes en la infancia como el sarampión, las paperas, la rubéola, la varicela, etc. Actualmente contamos con vacunas para varias de ellas. Idealmente usted habrá recibido la vacuna o padecido la enfermedad antes de planear su embarazo. Se puede saber si usted está protegida midiendo la presencia de anticuerpos contra estas enfermedades en un examen de sangre específico para ello. Si no tiene los anticuerpos, es importante evitar el contacto directo con niños que las estén padeciendo, especialmente en el primer trimestre del embarazo.

SUS DERECHOS LEGALES

Si tiene dudas acerca de sus derechos legales durante el embarazo en los Estados Unidos de América, puede llamar a la Comisión de Equidad Laboral (Equal Employment Opportunity Commission) al 1-800-669-4000 donde le responderán a sus preguntas en inglés o en español (también ver www.eeoc.gov que tiene páginas en español y en inglés).

LA CUESTIÓN DEL ABORTO Y LA RELIGIÓN

La legalización o prohibición del aborto ha sido uno de los temas más controversiales en la sociedad moderna a nivel mundial. Se sabe que la Iglesia se opone firmemente a la práctica del aborto, por considerarlo un acto criminal que está en contra de la voluntad divina. Pero al mismo tiempo existen estadísticas escalofriantes acerca de mujeres que, en lugares donde el aborto no está legalizado (en los Estados Unidos de América el aborto está legalizado) han perdido la vida a consecuencia de abortos practicados por personas no capacitadas y sin la asepsia necesaria. Es por eso que la mujer que se encuentre ante la disyuntiva de interrumpir o no su embarazo, debe tener en cuenta diferentes aspectos, tanto desde el punto de vista ético como físico.

CONSIDERACIONES ÉTICAS

Casi todas las religiones consideran al aborto provocado como un crimen. La Iglesia Católica y grupos que se oponen al aborto, algunos de ellos no conectados al Vaticano, se basan principalmente en que aquello que lleva la mujer en su interior, desde el mismo momento de la concepción, es un ser humano con vida y que utilizar los métodos del aborto equivale a un asesinato.

Los partidarios de la legalización del aborto consideran que en el primer trimestre del embarazo es una opción personal de la mujer que en definitiva es quien se responsabiliza de la nueva vida que lleva en su vientre durante los nueve meses de gestación y una vez que el bebé nace. Ellos defienden el derecho de la mujer a no traer al mundo a un hijo no deseado, en condiciones de vida poco apropiadas, o que está condenado a morir tempranamente por padecer una malformación genética.

Esos grupos argumentan que es preferible la legalización del aborto para que las mujeres que seleccionen esa opción tengan acceso a centros con las condiciones higiénicas que requiere una intervención quirúrgica, donde el procedimiento es realizado por personas calificadas.

Según este punto de vista, su prohibición trae como consecuencia que personas sin escrúpulos practiquen abortos ilegales sin los conocimientos y la asepsia requerida, causando daños irreparables… algunas veces hasta la muerte de las mujeres que se someten a ellos.

CONSIDERACIONES DE SALUD

La Asociación Médica Americana considera que la terminación del embarazo en el primer trimestre es una decisión de la mujer. Las pláticas que ocurren entre el médico y la paciente son confidenciales y deben proporcionar toda la información necesaria desde el punto de vista científico, incluyendo los posibles riesgos del procedimiento. Frecuentemente incluye diálogos acerca de si la mujer ha conversado con su pareja, con su familia, con su representante religioso (si tiene a alguien en esa capacidad) o incluso ofrecerle que visite a un psicoterapeuta antes de tomar una decisión de esta magnitud si parece estar confundida o indecisa. Muchos ginecoobstetras se sienten cómodos haciendo el procedimiento especialmente si está de por medio la vida de la madre; otros no. Los que no se sienten cómodos por sus creencias religiosas, deben de expresarlo sin establecer juicios sobre las preferencias o creencias de la mujer y sin imponer sus valores personales propios.

En lo que coinciden tanto los que están a favor o en contra del aborto es que este no debe de usarse como método de anticoncepción. Es importantísimo proporcionar información a todos, especialmente a las jóvenes, de cómo pueden protegerse para evitar encontrarse en esa situación.

La prevención del embarazo únicamente es del cien por ciento con la abstinencia, pero hay métodos con diferentes grados de protección que incluyen desde seguir el ritmo (menor protección), usar preservativos, diafragma, dispositivo intrauterino, etc., hasta tomar pastillas anticonceptivas, hacerse la vasectomía (en el caso del hombre) o la ligadura de trompas (en el caso de la mujer).

En cuanto a la terminación del embarazo, la decisión final la toma la mujer. Cuando lo hace una persona calificada en condiciones adecuadas, el procedimiento tiene muy pocos riesgos. Las estadísticas muestran que el hacerlo ilegal no disminuye el número de abortos, únicamente aumenta el riesgo de complicaciones incluyendo infecciones, infertilidad y muerte de las mujeres que se someten al procedimiento o tratan de hacerlo ellas mismas. De allí la importancia de que muchos sienten que debe mantenerse como un procedimiento legal.

SON CADA VEZ MÁS

En base a un cálculo realizado por el Instituto Alan Gutmacher de Nueva York, se ha estimado que en América Latina hay cuatro millones de abortos clandestinos anualmente a menudo peligrosos. Aunque una cantidad creciente de mujeres en los países en desarrollo están usando anticonceptivos para tener familias más pequeñas, los servicios de planificación familiar y la capacidad de las mujeres para usarlos son inadecuados para que ellas logren su meta. Este estudio también encontró que las tasas de aborto entre las mujeres latinoamericanas son iguales o similares a las de los Estados Unidos de América, lo que va en contra de la suposición de que el aborto se usa menos en los países cuyos residentes son predominantemente católicos.

Por ejemplo, el informe señala que entre las mujeres de quince a cuarenta y nueve años, el 2 por ciento de las mexicanas y el 5 por ciento de las peruanas tienen abortos inducidos cada año. También se estima que en Brasil hay anualmente 444 abortos por cada mil embarazos, con una tasa anual de abortos en ese país de un 22.8 por ciento mientras que esa cifra llega a un 31.1 por ciento en Chile y a un 26.6 por ciento en la República Dominicana. Los autores del estudio indican que muchas mujeres latinoamericanas «no usan anticonceptivos e, inclusive, cuando lo hacen, muchas quedan embarazadas sin desearlo». Según el informe, las mujeres en edad reproductiva tienen necesidad de recibir mejor instrucción en el uso de los anticonceptivos especialmente entre las solteras y sexualmente activas, pues los abortos peligrosos continúan jugando un papel significativo en materia de control de fertilidad en un gran número de latinoamericanas.

LAS MADRES SOLTERAS

En los Estados Unidos de América 21 de cada 100 bebés son hijos de madres solteras.

LA MADRE SOLTERA

Si usted es soltera pero ha decidido tener un hijo, a pesar de que tendrá que criarlo sin ayuda de nadie, debe saber que no está sola. Aunque tener un hijo idealmente es el producto del amor y la unión de una pareja, cada día hay más mujeres que desean tener un hijo fuera del matrimonio, ya sea porque no han encontrado a la pareja que buscan, o porque el padre de la criatura no desea tener el compromiso de la paternidad. Si esa es su decisión, debe sentirse orgullosa de la vida que está creciendo dentro de usted y no prestarles atención a los prejuicios de gentes a su alrededor.

Tampoco se preocupe de cómo la juzgará el médico que la va a atender. La labor de su médico es la de apoyarla y ayudarla durante su embarazo independientemente de su estado civil. Y si no siente ese apoyo, cambie de obstetra.

Si puede, obtenga la historia familiar del padre de la criatura para beneficio del bebé.

Los siguientes consejos le podrían ayudar:

- Procure rodearse de familiares y amigos que la estimen y la quieran.
- Es muy importante que no se sienta sola en ningún momento, que sepa que tiene con quién contar si se le presentara alguna dificultad en el transcurso del embarazo.
- Procure estar acompañada y dormir cerca de alguien de su confianza, especialmente durante has últimas semanas, por si acaso los síntomas del parto se presentan de noche.
- Mantenga su mente ocupada en tareas agradables, tales como preparar la ropita del bebé, arreglar su cuarto y comprar ropa adecuada para que se siga sintiendo bonita aunque haya perdido la cintura.

- Relaciónese con mujeres que tengan hijos pequeños y que hayan salido adelante solas. Sus experiencias le servirán de aliento y de enseñanza.

- No abandone las actividades que le proporcionan placer, siempre que no sean perjudiciales para el bebé, como hacer ejercicios apropiados, pasear por la playa o el bosque, ir al cine o simplemente leer sus libros favoritos.

- Si no ha terminado sus estudios, trate de continuarlos mientras su estado se lo permita. Ahora más que nunca necesitará estar preparada profesionalmente para hacer frente a las necesidades suyas y de su hijo.

- Y no olvide que su bebé necesita una madre alegre, capaz de asumir las responsabilidades que ha rehuido su papá. Después de todo, ¡vale más estar sola que mal acompañada!

EL BEBÉ MÁS PREMATURO DEL MUNDO

El bebé más prematuro del mundo fue James Elgin Gill, quien nació el 20 de mayo de 1987 en Ottawa, Canadá, a los 128 días de concebido y con un peso de una libra y seis onzas.

EMBARAZOS MÚLTIPLES

Los embarazos de gemelos, de trillizos o de más bebés han aumentado significativamente. En parte se debe a algunos de los medicamentos que se utilizan para el tratamiento de infertilidad, como el Clomifén (Clomid) o el Pergonal, así como la técnica de fertilización *in vitro* (o de probeta). Aunque la presencia de mellizos puede sospecharse en el segundo trimestre debido al rápido crecimiento, y al tamaño del vientre, un ultrasonido confirmará la presencia de dos (o más) criaturas al mostrar sus imágenes.

Una matriz muy grande para determinada etapa del embarazo puede representar no sólo un embarazo múltiple, sino un exceso de líquido amniótico, de fibromas (tumores benignos de la matriz), de agrandamiento de un ovario, etc. Gracias al ultrasonido hoy en día las mamás no tienen que esperar, como le sucedió a mi hermana con su primer embarazo, para saber si era un niño muy grande o eran gemelos. Cuando ella estaba en el octavo mes, y aun no se contaba con el ultrasonido, no sabía si sería un bebé grande (como fue el caso de su hijo) o si serían gemelos.

Los embarazos múltiples aumentan ligeramente el riesgo de complicaciones tanto para los bebés como para la madre. En cuanto a las criaturas, aumenta el riesgo de aborto espontáneo o muerte, de malformaciones, de retraso en el crecimiento, y de bajo peso en el nacimiento. En cuanto a la madre, las complicaciones pueden incluir, entre otras: anemia, preeclampsia, ruptura de la placenta, placenta previa, hemorragias, parto prematuro, parto complicado debido a la posición en que se encuentran las criaturas en el momento del parto y enredos entre los cordones umbilicales de los bebés.

El problema más común de los embarazos múltiples es el parto prematuro. Mientras más fetos haya en el vientre materno, el período de gestación se acorta y los bebitos pesan menos al nacer. Se calcula que para un embarazo único el período de gestación es de treinta y siete a cuarenta semanas, para un embarazo doble es de unas treinta y seis, a treinta y siete, y para los trillizos es de sólo treinta y cinco. Esto significa que los bebitos tienen menos oportunidad de crecer, desarrollarse y madurar dentro del útero. Esto puede traducirse en complicaciones requiriendo incluso su admisión a unidades de cuidados intensivos temporalmente. Por eso los médicos se empeñan tanto en que todo embarazo logre alcanzar su período de maduración, siempre y cuando no se ponga en peligro a la mamá o al bebé. A veces recomiendan reposo absoluto en las últimas semanas del embarazo.

La herencia es otro factor en el caso de los embarazos múltiples, al menos de mellizos. Algunos sugieren que especialmente las mujeres que tienen un hermano o hermana gemela tienen mayor posibilidad de tener mellizos ellas o sus nietas. La frecuencia es de 1 en cada 90 nacimientos en los Estados Unidos de América. Los casos de trillizos son menos frecuentes, ocurren en 1 en cada 9,000 nacimientos.

Es ideal que todas las embarazadas, pero especialmente las que esperan más de un bebé, lleven una dieta sana y balanceada y que consideren que probablemente requieran un ajuste en el consumo de calorías ya que deben alimentar a más de un bebé. Su médico puede asesorarla o referirla a una dietista. Lo mismo en cuanto a vitaminas y minerales. Su médico también podría recomendarle alguna medicina para relajar el útero (como el Ritodrine) si piensa que hay peligro de parto prematuro.

CRISTINA SARALEGUI
periodista anfitriona del *Show de Cristina*

Cuando mi hijo Jon Marcos nació, hace ya 11 años, yo tenía 39 y, debido a mi edad, me hicieron pruebas de amniocentesis y de sonografía. Cuando estaba en la sala del sonograma, en medio de la prueba, me di cuenta de que las enfermeras y los técnicos habían observado algo extraño, pero no nos decían nada ni a mí ni a mi esposo, Marcos, que estaba conmigo. ¡Se armó un correcorre grandísimo en el cuarto de sonografia!

El médico sólo me dijo que yo «tenía algo» que mostraba el sonograma, pero que no podía decirme nada más, pues no sabía exactamente de lo que se trataba, y cualquier intervención quirúrgica de exploración podría perjudicar a la criatura. El resultado fue que me tuve que aguantar los nueve meses del embarazo con aquel «algo» dentro. Finalmente, cuando di a luz, se supo que lo que yo tenía era un fibroma que, aunque benigno, había crecido mucho. Yo creo que por eso Jon Marcos nació tres semanas antes de tiempo, ¡porque estaba cansado de compartir su espacio con aquello!

Lo que aprendí de mi primer embarazo y que sirvió para el segundo es que hay que controlar lo que se come. Cuando estás embarazada, si no controlas la dieta, te conviertes en una casa con ruedas y el bebé puede nacer con demasiado peso. Mi primera hija, Cristina Amalia (le decimos Titi), que tiene ahora diecinueve años, nació pesando más de diez libras. Por eso en el segundo embarazo me prometí que iba a engordar menos. Los bebés tienen que engordar fuera de la barriga, no dentro.

Mi gran error con mi segundo embarazo fue que, luego de haber engordado cincuenta libras, después de dar a luz me sometí a una dieta rápida y rigurosa, porque yo quería que Marcos, mi esposo, viera que había recuperado la forma en seguida. Es cierto que gracias a la dieta perdí las cincuenta libras en cuatro meses, pero eso me afectó la salud con trastornos que continuaron durante mucho tiempo después. ¡No le recomiendo a ninguna nueva mamá este tipo de dietas fulminantes!

En mis dos embarazos trabajé hasta el día mismo en que parí. Recuerdo que cuando estaba en el último mes de Jon Marcos, mi esposo fue a buscarme al trabajo para almorzar. Luego de haber comido, a mí me entró tanto sueño que no pude regresar a trabajar y me tuve que ir a la casa para descansar un rato, a ver si se me pasaba el sueño. Me tiré a tomar una siesta en casa, ¡y cuando me desperté ya estaba pariendo!

En los meses anteriores al parto tuve que viajar mucho, y cada vez que estaba en el avión me mareaba y tenía que ir al baño a vomitar. ¡Pero la barriga había crecido tanto ya que tenía que vomitar con la puerta abierta, porque no cabía en el bañito del avión! Y ahí me veía todo el mundo: muy profesional, vestida de ejecutiva, y vomitando con la puerta abierta.

Mi consejo a las primerizas es que no oigan los consejos que les dan las amigas o las parientas y que escuchen solamente al médico. Las amigas nos llenan de historias de que si duele, de que debes tomar tal cosa, de que si esto o lo otro. No hay que prestarle atención a nada de eso, sino obedecer los consejos del médico y leer libros profesionales con consejos sobre el embarazo.

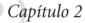

Capítulo 2

SU ESTADO DE SALUD

Aunque cada embarazo es único, en términos generales el primero es, más o menos, un ejemplo de cómo serán los que sigan. Sin embargo, siempre existe la posibilidad de que un segundo embarazo pueda ser menos complicado que el primero. También hay que tener en cuenta que una mujer está más preparada para enfrentar un segundo embarazo, pues ya tiene una idea de las situaciones por las que va a pasar y sabe cómo manejarlas.

Entre las preguntas más frecuentes de mis pacientes o de las mujeres que me escriben están las relacionadas con la preocupación de qué sucederá durante el embarazo y de cómo deben de cuidarse.

Uno de los aspectos que más ayuda a tener un embarazo cómodo y sin complicaciones es la buena salud general de la futura mamá. Como he mencionado con anterioridad, si usted padece de cualquier problema de salud agudo o crónico, es importantísimo que se mantenga bajo constante supervisión médica durante el embarazo. En condiciones ideales, elimine los problemas que puedan eliminarse (por ejemplo, tratar alguna infección como vaginitis) y controle los que lo necesiten (como el nivel de azúcar en su sangre en caso de diabetes), aun antes de concebir. Otras recomendaciones que pueden hacer los nueve meses más agradables incluyen las siguientes:

CONSEJOS QUE LA AYUDARÁN A GOZAR DEL EMBARAZO

■ Preste atención a su dieta. Una alimentación adecuada ayudará al desarrollo de su criatura y a mantenerla a usted en las mejores condiciones (vea el Capítulo 4 sobre dieta y ejercicio).

■ Trate de disminuir el estrés en su vida. La salud mental es tan importante como la física. Este es el momento de buscar a alguien que le ayude con las labores de la casa, con el cuidado de sus otros hijos y que le ofrezca la posibilidad de tomarse esos descansos que su cuerpo necesita en esta etapa de su vida.

■ Evite aumentar más de veinticinco libras (doce kilos) en el transcurso de los nueve meses y procure hacerlo lentamente. De esta forma no tendrá que ponerse a dieta al final porque ha subido demasiado en los primeros meses.

■ Haga ejercicios regularmente (vea el Capítulo 4 para recomendaciones en cuanto al ejercicio).

SUS ANTECEDENTES MÉDICOS Y GINECOLÓGICOS

La información sobre sus antecedentes médicos es tan importante para su obstetra como lo es la información que obtiene acerca del desarrollo del embarazo en cada consulta (ver el capítulo 1).

ABORTOS PREVIOS

Los abortos previos pueden haber sido espontáneos o inducidos. La historia de abortos espontáneos previos puede hacer que el médico solicite ciertos estudios y tome ciertas precauciones.

En general la historia de abortos inducidos, especialmente en el primer trimestre, no representa un riesgo especial. Sobre todo si se hicieron a partir de 1973, año en que se legalizó el procedimiento en los Estados Unidos de América. Si se hizo un aborto cuando el embarazo estaba más avanzado (después del primer trimestre), existe una pequeña posibilidad de que pueda haber debilitamiento del cuello de la matriz, lo que el médico vigilará cuidadosamente.

En los casos en que la mujer tiene un tipo de sangre con el factor Rh negativo, si hubo un embarazo o aborto previo (espontáneo o inducido), es importante hacer un examen de sangre para determinar si existen anticuerpos contra el factor Rh, que se hayan formado cuando la madre estuvo expuesta a la sangre del feto anterior. En base a esto, su médico le dará una inyección o tomará precauciones para proteger que su bebé tenga problemas por ello. (Para más detalle, vea «incompatibilidad sanguínea» más adelante en este capítulo.)

Me preocupa que vaya a abortar pues tengo treinta y ocho años y sólo he tenido un embarazo previo que terminó en aborto espontáneo. ¿Será mejor que permanezca en cama durante el primer trimestre?

Si bien es cierto que cuando se ha tenido un embarazo anterior o cuando se tiene más de treinta y cinco años de edad el riesgo de tener un aborto espontáneo aumenta, la mayoría de las mujeres logran embarazo a término. Las mujeres entre los treinta y los cuarenta años tienen mayor riesgo de tener abortos espontáneos que las mujeres entre los veinte y los treinta años, pero menos riesgo que las mujeres de cuarenta años de edad. Esto se debe a que el riesgo de que haya anormalidades en los cromosomas (uno de los materiales que forman los óvulos) en mujeres de más de treinta y cinco años es mayor. Estas anormalidades pueden causar defectos en el feto que son incompatibles con la vida y la naturaleza no permite que continúen. Hay otras causas de abortos, como problemas hormonales, y su médico seguramente tomará exámenes de sangre para evaluarlos (por ejemplo, exámenes de la tiroides). A veces le recetará progesterona.

No todos los casos requieren de reposo absoluto. Según su caso, su doctor podría recomendar disminuir sus actividades físicas, descansar más tiempo y evitar tener relaciones sexuales durante el embarazo y menos aun después de completar el primer trimestre.

Muchas veces les recuerdo a mis pacientes que hay mujeres que han intentado interrumpir el embarazo haciendo ejercicio en forma exagerada, ya sea corriendo, montando a caballo, o incluso han tenido accidentes automovilísticos o se han caído de un caballo sin lograr la pérdida del feto o el aborto.

PROBABILIDAD DE CONCEBIR

Inclusive en las mejores condiciones, la posibilidad de concebir de una pareja promedio durante cualquier mes del año es de una en cinco.

FIBROMAS

Los fibromas, que son tumores benignos de la matriz, se ven con mayor frecuencia actualmente ya que las mujeres que más comúnmente los padecen son las mayores de treinta y cinco años, y cada vez tenemos más mujeres de esta edad y mayores quedando embarazadas. En la mayoría de los casos, su presencia no causa problemas, pero se ha visto que ocasionalmente contribuyen a la infertilidad.

Hay diferentes tipos de fibromas. Pueden variar de tamaño desde muy pequeños hasta muy grandes. Pueden encontrarse fuera de la matriz (llamados subserosos), en el músculo de la matriz (llamados intramurales) o dentro de la cavidad del útero (llamados submucosos). Los fibromas intramurales y submucosos son las más peligrosos durante el embarazo. Frecuentemente no causan ningún síntoma y se diagnostican durante el examen físico o el ultrasonido.

Aunque la mayoría de las mujeres que tienen fibromas pueden dar a luz sin mayores dificultades, ocasionalmente su presencia puede aumentar ligeramente el riesgo de un embarazo ectópico, de una placenta demasiado baja, de la separación prematura de la placenta de la pared uterina (de la matriz), de un parto prematuro o de otras complicaciones, descritas más adelante.

Si sabe que lo tiene, dígale a su médico. Si no sabe, su médico puede descubrirlo en el curso del examen inicial o de un examen subsiguiente. Otras complicaciones causadas por fibromas incluyen dolores abdominales o presión en otros órganos. En ocasiones si una mujer ha tenido una operación previa para remover un fibroma, o dependiendo de la localización o el tamaño del fibroma, el médico puede sugerir, de acuerdo a su caso, que se haga una cesárea en vez de un parto vaginal.

¿Es posible que los fibromas crezcan y me hagan perder a mi bebé? Me aparecieron después de mi segundo parto. ¿Me recomienda que me los quite antes de embarazarme?

No todas las mujeres que tienen fibromas tienen mayor riesgo de perder al bebé. Intervienen muchos factores. Sí se pueden remover antes de un embarazo, pero no siempre es necesario. Dependiendo del tamaño, los fibromas pueden cambiar la forma de la matriz. Como son tejido fibroso, carecen de los vasos sanguíneos que tiene el tejido normal de la matriz. Si el huevito fertilizado se implanta en donde está el fibroma o si la placenta crece en esa área, es posible que el feto no reciba suficiente sangre para crecer y que se pierda por eso. Los fibromas sí tienden a aumentar de tamaño durante el embarazo debido a los altos niveles de las hormonas femeninas. Si el útero crece anormalmente, este crecimiento puede causar un aborto en el segundo trimestre o un parto prematuro.

En cuanto a remover los fibromas antes de su embarazo, es importante determinar su tamaño y su ubicación con exactitud. Los intramurales y los submucosos son los que pueden causar problemas con mayor frecuencia. Existen varios procedimientos en que únicamente se quita el fibroma, tales como la miomectomía, la embolización de una arteria uterina, y una cirugía ecográfica enfocada guiada por una prueba de resonancia magnética (MRI). Si le recomiendan una histerectomía (el quitar la matriz completa) por fibromas, obtenga una segunda opinión antes de someterse a este procedimiento. He tenido varias pacientes que han logrado tener embarazos a término sin complicaciones a pesar de tener fibromas y otras, después de una miomectomía.

CUELLO DEL ÚTERO DÉBIL

El cuello del útero conocido como cérvix puede estar débil ya sea por un aborto anterior en el segundo trimestre del embarazo, o simplemente por causas genéticas (hereditarias o de nacimiento). Se conoce también con el nombre de cuello del útero «incompetente» y puede causar un aborto en el segundo trimestre del embarazo. Desgraciadamente muchas veces es así como se determina el diagnóstico. La mujer puede súbitamente, sin ningún síntoma, desarrollar dilatación y adelgazamiento del cuello de la matriz sin dolor, sin contracciones y sin sangrado, y puede perder al bebé. Cuando se tienen antecedentes de este problema o se sospecha por alguna razón, el médico puede poner unos puntos (suturas) en el área del cuello, que lo hacen más estrecho al inicio del segundo trimestre. Esas suturas se eliminan unas semanas antes del parto o cuando se inicia el trabajo de parto.

En ocasiones el médico puede prohibir las relaciones sexuales durante el curso del embarazo y a veces recomienda el reposo total o el uso de un aparato especial que sostiene el útero.

EL MASAJE ESTÁ BIEN, PERO CUIDADO CON LOS «HUESEROS»

Los «hueseros» son personas sin educación formal que como los «curanderos» tratan los «males» que tienen que ver con el dolor de los huesos y los músculos. Son un tipo de quiroprácticos sin licencia. Tengo pacientes que juran que las ha ayudado. Mi recomendación durante el embarazo es que el masaje convencional (no demasiado profundo) y sin que «truenen» los huesos no tiene problemas. Pero evite los tratamientos con contorsiones, movimientos bruscos o «tronido» de huesos.

EMBARAZOS ANTERIORES

Frecuentemente una mujer que ha tenido un primer parto difícil logra llevar a cabo el segundo con más facilidad, sobre todo si las complicaciones del primero se debieron a situaciones especiales como una infección, o la falta de control de una enfermedad como la diabetes los cuales se pueden prevenir o tratar mejor en esta segunda ocasión. Aunque no hay garantías, para aumentar las posibilidades de lograr un parto fácil, es indispensable que converse con su obstetra y defina la estrategia a seguir y las metas que se desean alcanzar.

Obviamente que existen circunstancias que no se pueden predecir o prevenir, como que la posición del bebito durante el momento del parto no permita una salida vaginal. Sin embargo, el consenso general es que el segundo embarazo y los subsecuentes gozan de la ventaja de contar con un canal de nacimiento más relajado, una madre más experimentada y un trabajo de parto más corto.

En el caso de mujeres que han tenido cesáreas previas, es importante que notifiquen a su médico y que vayan al hospital tan pronto como noten los síntomas del inicio de trabajo de parto. La cicatriz o cicatrices de cesáreas previas pueden ponerlas en un riesgo ligeramente mayor de ruptura de la matriz durante las contracciones y necesitan vigilancia médica continua.

Esto no quiere decir que todas las mujeres que han tenido una cesárea previa forzosamente tienen que tener cesárea en los siguientes embarazos, lo cual se pensaba hasta hace unos cuantos años. Actualmente muchas mujeres logran partos vaginales sin problemas después de haber tenido una cesárea anterior. Su médico le dirá en su caso particular qué es lo más conveniente para usted y su bebito. Frecuentemente esta decisión se toma en el transcurso del trabajo de parto.

MITO: SI SE MUEVE MUCHO EL BEBÉ ES NIÑO, SI ES MÁS CALMADO, ES NIÑA

Esto me recuerda a las mamás que dicen que los varones son siempre más activos que las mujercitas. Yo recuerdo que cuando nació mi sobrino, mi hermana y yo podíamos conversar en el teléfono por varios minutos sin interrupción porque cualquier juguetito entretenía a mi sobrino y permanecía sentadito tranquilamente. Cuando mi sobrina nació, tan pronto empezó a gatear era casi imposible dejarla dos minutos, ya que en cuestión de segundos estaba subiéndose a una silla, a la mesa, y en una ocasión hasta trató de meterse al horno que felizmente estaba apagado

Eso mismo se aplica a los movimientos dentro del útero. El que sea más activo no quiere decir que es un futbolista o que sea niño. Además, la percepción del movimiento varía de mujer a mujer. Las mujeres que han tenido niños antes tienden a sentir los movimientos de los bebitos subsecuentes más fácilmente, así como las mujeres más delgadas. Por último, la detección de los movimientos también depende de la posición del bebito en la matriz.

FERTILIZACIÓN *IN VITRO*

Cada día más mujeres se someten a fertilizaciones de probeta o *in vitro* por diferentes causas, la más común debido a problemas de infertilidad. Generalmente los riesgos durante el embarazo son similares a los de uno que se ha logrado con relaciones sexuales naturales. Ocasionalmente el médico podría sugerir algunas precauciones extras al inicio, como el de abstenerse de tener relaciones sexuales y de hacer ejercicio vigoroso temporalmente, y quizá sugiera que tome progesterona (que es una hormona que aumenta las posibilidades de que el huevo se implante y permanezca adherido a la placenta). Así como en el caso en que se usan medicinas para inducir la ovulación, estas mujeres tienen un ligero aumento en la frecuencia de gemelos y trillizos (entre 5 y 25, de cada 100 embarazos logrados por fertilización *in vitro*). De ser así, la mujer deberá tomar las mismas precauciones que una mujer con un embarazo múltiple (vea «embarazos múltiples» en el capítulo 1).

INCIDENCIA DE EMBARAZO

- ■ Un 60 a un 80 por ciento de las mujeres que no utilizan ningún método para el control de la natalidad saldrán embarazadas en el curso de un año después de haber tenido relaciones sexuales regulares.
- ■ Casi 14 por ciento de las parejas norteamericanas que usan preservativos se encuentran con que, a pesar de sus precauciones, se producen embarazos involuntarios, frecuentemente debido a que no usan el preservativo correctamente.
- ■ De las mujeres que confían en que si el hombre retira su pene antes de que eyacule evitan el embarazo, un 25 por ciento salen embarazadas.

ANTECEDENTES MÉDICOS DEL PADRE
Y DE AMBAS FAMILIAS

En los últimos años hemos aprendido que la edad y la salud del padre pueden tener un efecto importante en el futuro bebé. Por ejemplo, se ha encontrado una mayor incidencia de Síndrome de Down en bebés de padres mayores de cincuenta años. También se ha notado retrazo en el crecimiento intrauterino en bebés cuyos padres abusan de bebidas alcohólicas. ¡Y durante siglos los hombres nos han echado la culpa a las mujeres de todos los problemas relacionados al embarazo y al parto!

Por otro lado, en muchas familias, especialmente hispanas, se ocultan los casos de abortos naturales y provocados, o de muertes de bebés durante el nacimiento o a los pocos días de nacidos. El que usted conozca los antecedentes familiares de abortos espontáneos, de nacimientos prematuros y de muerte de un bebito al nacer es muy importante.

La pareja debe de informarse acerca de la existencia de defectos genéticos en ambas familias. A veces las familias prefieren no mencionarlo porque les da pena, pero esta información es indispensable para determinar si ciertos estudios son necesarios y para prevenir o controlar problemas hereditarios. Para obtener esta información converse abierta y honestamente con sus parientes cercanos.

¡CUIDADO CON LAS HIERBAS Y LOS TÉS!

Aunque parte de la tradición hispana es la de usar hierbas y tés para tratar «casi» todo, además de preguntarle a la vecina y a la comadre, cuando se está embarazada o dando pecho, hay que tener mucho cuidado. ¿Sabía que algunas de las hierbas que se venden en los Estados Unidos de América entran al país marcadas como preparaciones veterinarias para que no las revisen en aduanas? ¿Sabia que a veces esas hierbas están contaminadas con desechos de animales porque no siempre se siguen normas higiénicas para su preparación? ¿Sabia que hay hierbas y tés que pueden causar un aborto? ¿Sabía usted que algunos de estos productos pasan por la leche a su bebé y lo pueden perjudicar a él o ella también? Hay algunos tés maravillosos, pero antes de tomar hierbas o tés, consulte a su médico. Y en caso de duda, no los tome durante su embarazo o durante la lactancia.

INCOMPATIBILIDAD SANGUÍNEA (FACTOR RH)

Una de las primeras pruebas que se realiza durante el embarazo es un examen de sangre que determina la presencia del factor Rh de la madre. Normalmente tenemos un tipo de sangre que puede ser O, A, B, etc., y que es Rh positivo o Rh negativo. La mayoría de las personas tienen el factor Rh (o sea, el positivo). Aproximadamente un 15 por ciento de las mujeres y un 15 por ciento de los hombres no la tienen (es negativo). Si ambos padres tienen Rh positivo o ambos tienen Rh negativo, no hay problema de incompatibilidad de la sangre con el bebito.

Pero, si la madre es Rh negativo y el bebito es Rh positivo, la madre puede desarrollar anticuerpos contra el Rh del bebé durante el parto. Esto se debe a que cierta cantidad de sangre del bebito pasa a la circulación materna que no está acostumbrada al Rh. Esto hace que la mujer forme anticuerpos (como si estuviera peleando contra algo extraño en su cuerpo) y si se vuelve a embarazar, y el segundo bebito también tiene Rh positivo, tenga incompatibilidad sanguínea, o sea que los anticuerpos que tiene traten de destruir los glóbulos rojos del bebé. En casos severos, el bebé puede requerir de transfusiones sanguíneas durante el embarazo (dentro de la matriz) o al nacer.

Actualmente, gracias a los avances de la ciencia, esto se puede prevenir. Existe una sustancia, conocida como gamaglobulina humana anti-Rh que previene la formación de los anticuerpos y evita problemas de incompatibilidad sanguínea. Generalmente se recomienda en la semana vigésimoctavo de gestación y en el transcurso de las primeras setenta y dos horas después de dar a luz. Esta inyección también se recomienda en casos de abortos previos espontáneos o inducidos cuando la madre es Rh negativo.

BEBÉS... DESPUÉS DE LOS CUARENTA

Muchas mujeres una vez que cumplen los cuarenta años piensan que ya no tienen necesidad de cuidarse para no salir embarazadas. Pero esto no es así ya que las mujeres que están cerca de la menopausia también tienen embarazos no planeados aunque con menor frecuencia que las jovencitas. De acuerdo al doctor Kirtly Parker Jones, de la Escuela de Medicina de la Universidad de Utah, las mujeres de más edad deben saber que ellas tienen las mismas alternativas de control de la natalidad que las más jóvenes y que deben usarlas.

UN EMBARAZO DESPUÉS DE LOS TREINTA Y CINCO

Hasta hace unos años, los casos de mujeres mayores de treinta y cinco que se embarazaban por primera vez eran la excepción a la regla. Ahora, por el contrario, se está convirtiendo en algo cada vez más común. Muchas mujeres prefieren dedicarse a estudiar para tener una carrera y estar preparadas para un futuro antes de enfrentar la maternidad. Aunque los avances en obstetricia han reducido los riesgos de problemas en los embarazos en estas mujeres, aun existe un ligero aumento en el riesgo de complicaciones en este grupo. Como con todos los otros aspectos de la vida, hay ventajas y desventajas en retrasar la maternidad.

RIESGOS (SÍNDROME DE DOWN, HIPERTENSIÓN, DIABETES, ETC.)

Las desventajas de retrasar la concepción incluyen la disminución de la fertilidad con la edad. Algunas mujeres a veces tienen más problemas para quedar embarazadas después de los treinta y cinco años. Y aunque la ciencia con sus avances brinda mucha ayuda al respecto, el riesgo de algunas malformaciones congénitas aumenta con la edad, específicamente el síndrome de Down, que habíamos mencionado en cuanto al padre mayor de cincuenta años. Con una mujer mayor el riesgo de tener un bebé con el síndrome de Down es mucho más alto que con un hombre mayor.

SÍNDROME DE DOWN

Las estadísticas muestran que el riesgo de tener un hijo con el síndrome de Down aumenta proporcionalmente con la edad: a los veinte años sólo 1 de cada 10,000 mujeres embarazadas tiene ese riesgo; en las embarazadas de treinta y cinco años, ese riesgo aumenta a 3 casos de cada 1,000. En los 40 años, el riesgo aumenta 1 de cada 100.

Aunque la difícil decisión de continuar un embarazo o terminarlo cuando se sabe que el bebé tiene el síndrome de Down es una decisión de los futuros padres; los médicos recomiendan en forma rutinaria que toda mujer de treinta y cinco años o mayor y aquellas mujeres que tienen otros riesgos (por problemas anteriores o antecedentes familiares) se sometan a unos estudios diagnósticos prenatales para averiguar si la criatura acarrea este u otros problemas. De acuerdo a algunos estudios, sólo un 10 por ciento de los niños que nacen con el síndrome de Down tienen un retraso mental serio y otros problemas médicos, y muchos pueden desarrollar vidas largas y felices.

Otro de los riesgos de la madre mayor de treinta y cinco años, sobre todo las que tienen exceso de peso, es que tiene más probabilidades de desarrollar presión alta, problemas del corazón, diabetes, partos prematuros, abortos y hemorragias después del parto.

La tecnología moderna, con pruebas tempranas como la amniocentesis y la muestra de tejido coriónico (descritas en el capítulo 3), puedo detectar un gran número de defectos del feto en el primer trimestre. El monitoreo con ultrasonido durante el embarazo y el monitoreo electrónico del bebé durante el trabajo del parto; el seguimiento cercano de la mujer con el control de la diabetes, la presión u otros problemas médicos; así como la inducción temprana del parto, cuando se considera necesaria, han podido reducir considerablemente los problemas en mujeres de alto riesgo (incluyendo a mujeres mayores de treinta y cinco años).

Obviamente la participación de la mujer para reducir los factores de riesgo es esencial. Me refiero a su cuidado en cuanto a su dieta, al ejercicio y a la supervisión prenatal.

¡Y USTED CREE QUE TIENE UNA FAMILIA GRANDE!

■ El récord de partos del mundo pertenece a una campesina rusa, esposa de Feodor Vassyliev, quien dio a luz a sesenta y nueve hijos, entre ellos 16 parejas de gemelos, siete partos de trillizos y cuatro grupos de cuádruples. El caso fue reportado en 1782. Sólo dos de los hijos de la señora Vassyliev murieron en la infancia.

■ En América Latina el récord pertenece a Leontina Albina Espinosa, de San Antonio, en Chile, quien dio a luz su hijo número cincuenta y cinco (y último) en 1981. Solo cuarenta de los hijos sobrevivieron.

LAS VENTAJAS DE LOS AÑOS

Muchas personas piensan que, a pesar de los tan pregonados, y exagerados en cierta forma, riesgos de las mamás de treinta y cinco o más años, estos se equilibran con las ventajas que tiene el bebé de una mujer más madura, experimentada y equilibrada si se comparan con las del bebé de una adolescente o una veinteañera que está en medio del desarrollo de una profesión. Los estudios han mostrado que las mamás de más edad resultan más pacientes con sus hijos, saben mejor cómo educarlos y, a pesar de que no tengan la energía física de una jovencita, nunca se arrepienten de ser madres.

El mito de que cuando la mujer cumple treinta y cinco años sus posibilidades de tener un hijo con el síndrome de Down aumentan de manera considerable es muy popular. En realidad, esos riesgos comienzan a incrementarse después de los veinte y no lo hacen de manera significativa hasta después de los cuarenta como mencioné con anterioridad.

De todos modos, la mayoría de los médicos, ya que vale más prevenir que tener que lamentar, aconsejan a sus pacientes embarazadas entre los treinta y cinco y los cuarenta años, o a las que les falta muy poco para cumplir los treinta y cinco, que se sometan a un diagnóstico prenatal para estar seguros de que el bebé viene saludable.

OPCIONES EN EL ESTILO DE VIDA DE LA MUJER QUE PUEDEN COMPLICAR UN EMBARAZO

- Fumar
- Tomar bebidas alcohólicas
- Usar drogas
- Tomar medicinas no recetadas por el médico
- Desnutrición (tener malos hábitos alimenticios o no subir de peso adecuadamente durante el embarazo)
- Usar ciertas hierbas o tés sin consultar a su médico (como ma huang y otras)
- Falta de cuidados prenatales
- Tener varias parejas sexuales

PROBLEMAS MÉDICOS QUE PUEDEN COMPLICAR UN EMBARAZO

- Infecciones
- Diabetes
- Enfermedades de los riñones, del hígado, de los pulmones o del corazón.
- Anemia severa

SITUACIONES OBSTÉTRICAS QUE PUEDEN COMPLICAR UN EMBARAZO

- Embarazo en mujeres menores de quince años
- Embarazo en mujeres mayores de treinta y cinco años
- Problemas en embarazos anteriores
- Desarrollo de diabetes gestacional
- Hijos con problemas congénitos
- Embarazos múltiples (gemelos trillizos, etc.)
- Retraso en el crecimiento normal del bebé dentro de la matriz
- Bebés prematuros
- Sangrado, especialmente en el segundo o tercer trimestre del embarazo
- Eclampsia o preeclampsia (presión arterial alta en la madre cerca del parto)
- Latido anormal del bebé

MARÍA ELENA SALINAS
presentadora del Noticiero Univisión

Mi hija se llama Julia Alexandra Rodríguez y nació el primero de noviembre de 1994. Mi primer embarazo fue sin muchos contratiempos. Lo peor fue en los últimos meses, me hinché mucho debido a que retenía mucho líquido, lo que atribuyo a mi mala costumbre de comer mucha sal.

Como yo antes de tener a Julia ya había perdido dos embarazos, el solo hecho de poder quedar embarazada de nuevo fue una maravillosa experiencia. Quizás lo mejor que me sucedió durante el embarazo fue que me dio una gran paz interna. El tener un bebé dentro de mí me ayudó a poner mi vida en perspectiva y a darme cuenta de que las cosas que antes me preocupaban no eran realmente importantes.

¡Para mí el momento más impresionante de todo el proceso fue ver a mi bebé en los ultrasonidos. ¡Era tan difícil creer que ese ser estaba creciendo dentro de mí! Cuando nació, no podía creer lo mucho que se parecía a la imagen del ultrasonido.

En mi primer embarazo aprendí algo muy útil que me ha servido mucho en el segundo*: seguir una dieta para no aumentar tanto de peso y hacer un poco de ejercicio, para no quedar tan entumecida. También me fue muy útil leer todos los libros sobre lo que estaba pasando dentro de mí, y qué podía esperar.

Mi primera hija nació por cesárea, pues estaba sentada y mi médico consideró que sería demasiado peligroso tratar de voltearla. Pero mi experiencia de cesárea fue muy mala, pues la herida se me infectó y tuve que estar un mes en cama después del parto. ¡Hubiera preferido veinticuatro horas de dolores que un mes de sufrimiento! Si es posible, me gustaría tener mi segundo bebé por parto natural.

De acuerdo a mi propia experiencia, lo que les puedo decir a las primerizas es que se cuiden mucho y que no hagan caso de aquellas que dicen: «Mi madre tomaba, fumaba y comía lo que quería en su embarazo y me tuvo a mí sin problemas». ¡Qué suerte tuvieron! Ahora que se conocen mejor los riesgos del embarazo, ¿Qué más da sacrificar tu estilo de vida durante nueve o diez meses para asegurar un bebé saludable y un parto sin contratiempos?

---

* En el momento de esta entrevista, María Elena Salinas estaba en el tercer trimestre de su segundo embarazo.

También les recomendaría a las primerizas que traten de adquirir paciencia, aunque les sea difícil. No es fácil pasar noches sin dormir, escuchar llantos eternos, entender lo indefensos que son los recién nacidos y lo mucho que dependen de nosotros, sus padres.

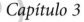

Capítulo 3

RIESGOS DEL EMBARAZO

ENFERMEDADES TRANSMITIDAS A TRAVÉS DEL CONTACTO SEXUAL

Estas enfermedades se conocen también como venéreas y desde luego pueden suceder en cualquier momento, no sólo durante el embarazo. Desgraciadamente su incidencia ha aumentado en los últimos diez años. Las consecuencias pueden ser peores si se contraen durante el embarazo porque pueden afectar no sólo la salud de la embarazada sino la del bebé.

Embarazada o no, cuando se tiene sólo una pareja sexual y esta tiene una relación exclusiva con ella o él también, los riesgos de transmisión de estas enfermedades obviamente disminuyen dramáticamente. Sin embargo algunas enfermedades venéreas se pueden haber contraído antes de que la relación monógama se estableciera y pueden manifestarse meses o incluso años después: como son la infección por el virus del VIH (SIDA) y el herpes genital. En muchas ocasiones, estas y otras infecciones pueden no dar síntomas.

Las mujeres que tienen más de un compañero o piensan que su compañero podría estar teniendo contacto sexual con otras personas (hombres o mujeres) pueden protegerse de estas enfermedades (en un alto porcentaje) mediante el uso del preservativo o condón.

El conocimiento de los signos y síntomas es importante porque podría alertarla si existe un problema. Si no tiene síntomas y piensa que puede o pudo haber estado expuesta, es importante que lo reporte a su médico para que le hagan los estudios necesarios, y la traten.

GONORREA

Es altamente contagiosa. Frecuentemente (aunque no siempre) el hombre nota un flujo amarillento y molestia para orinar. Los signos de infección en la mujer pueden estar ausentes o manifestarse como flujo vaginal amarillento y, a veces, dolor en la parte baja del abdomen. Si sucede durante el embarazo y no se trata, puede causar conjuntivitis, ceguera y una infección generalizada en el feto.

HERPES GENITAL

Esta infección puede transmitirse al bebé en el momento del parto, cuando pasa por el canal de nacimiento si hay infección activa en ese momento. Aunque el riesgo de infección no es muy alto, puede ser muy serio para el bebé si se infecta.

EL HERPES: LO BUENO Y LO MALO

Es posible que un hombre o una mujer tengan relaciones sexuales varias veces con otra persona infectada con el virus del herpes genital pero que nunca lo contraigan. Pero una mujer que no está infectada podría contraer el virus de una pareja infectada en la época menos conveniente de su vida: cuando está embarazada. Si el virus del herpes genital se transmite al bebé durante el momento del nacimiento, podría causarle a la criatura enfermedades serias e inclusive la muerte. Por ello, si una mujer tiene una infección activa de herpes cuando va a dar a luz, el nacimiento se hace por cesárea. De esa forma el bebito no se contagia.

SÍFILIS

La mujer que contrae sífilis puede pasar la infección al bebé si no se trata. Las consecuencias en el bebé pueden ser graves, incluyendo, entre otras: deformidades de los huesos, daño al sistema nervioso y hasta alumbramientos de criaturas muertas. Estos daños se pueden evitar con el uso de antibióticos al comienzo del embarazo.

CLAMIDIA

Esta es la infección venérea más frecuente en los Estados Unidos de América. Si la embarazada ha tenido varias parejas sexuales, quizá el médico recomiende que se haga un cultivo (una muestra del flujo uretral o vaginal específicamente para clamidia) para descartar esta infección. Con mucha frecuencia esta enfermedad no causa ningún síntoma. Si esta enfermedad no se trata a tiempo, el bebé puede desarrollar una pulmonía o una infección en los ojos.

MITO: HAY QUE COMER POR DOS

Esto tiene algo de cierto ya que se tiene a una criaturita en las entrañas... pero, la criaturita es muy pequeñita y solo necesita el equivalente a 300 o 500 calorías extras al día. El bebé a esta edad necesita alimentos que le proporcionen el calcio, el hierro, las proteínas y las vitaminas que le permitirán crecer sano. No necesita el pan dulce con chocolate, ni los churros, ni las fritangas. La embarazada idealmente debe de subir un máximo de veinticinco libras (o doce kilos) en los nueve meses... dará a luz a un bebé, no a un adulto.

VAGINITIS

Vaginitis significa «inflamación vaginal», y no siempre se debe a contacto sexual con una pareja infectada. Nuevamente, puede dar o no dar síntomas. Sus causas son variadas. Cuando se debe a una infección, debe de tratarse con antibióticos. Entre las infecciones más comunes están las causadas por unas bacterias conocidas como *Gardnerella (también llamada Hemophilus)* y *Estreptococo*. Su detección es muy sencilla pero el médico debe tomar una muestra del flujo vaginal para examinar en el microscopio o enviar al laboratorio. El tratamiento es importante para prevenir el desarrollo de infección en el bebé (como pulmonía) o incluso ruptura temprana de las membranas que rodean al bebé, entre otras complicaciones.

VERRUGAS GENITALES

Las verrugas genitales son crecimientos (generalmente benignos) causados por un virus que se conoce como el Virus del Papiloma Humana y se abrevia en inglés (HPV, Human Papillota Virus). Cuando son muy grandes, pueden bloquear o estrechar el canal de nacimiento por lo cual se requiere hacer el parto por cesárea. Ocasionalmente puede transmitirse a la criatura.

EL VIRUS VIH/SIDA

Sus posibilidades de haber contraído el virus del VIH o virus del SIDA aumentan cuando se han tenido varias parejas sexuales; o si usted o su compañero han usado drogas intravenosas, si su pareja sexual ha tenido relaciones con otro hombre, o si ha recibido transfusiones de sangre (especialmente antes de 1984, cuando se empezaron a hacer las pruebas para la detección del VIH). En los casos en que la mujer está infectada con el VIH, lo puede transmitir durante el embarazo o el parto al bebé. Aunque no tenemos una forma de eliminar el virus del cuerpo, hay varios estudios que muestran que si se diagnostica tempranamente en la madre, ciertos tratamientos pueden disminuir el riesgo de transmisión al bebé significativamente. Si existe alguna posibilidad de que haya estado expuesta al VIH, hágase la prueba, de preferencia, antes de embarazarse.

Llevo tres meses de embarazada y me siento bien, y aunque sé que mi esposo me quiere mucho, me preocupa que no me sea fiel. ¿Podría haber algún riesgo para el bebé? ¿Hay algo que pueda hacer para protegerlo?

Lo ideal sería que pudiera hablar con su esposo, que él le asegurara que sólo está con usted y que usted le creyera. De no ser el caso, para proteger a su bebé, podría usar preservativos de látex cuando tengan relaciones sexuales. Aunque no le ofrecen una garantía del cien por ciento, le proporcionarán más protección que no usar nada. Si no se hizo la prueba de anticuerpos para el VIH antes de embarazarse o durante su embarazo, pídale a su médico que se la haga (para su tranquilidad). Aunque puede haber un período de hasta seis meses entre la posible exposición al virus y que la prueba de sangre se vuelva positiva, sería poco probable que estuviera infectada si saliera negativa, y siempre se puede repetir, en unos meses. También comparta su preocupación con su obstetra, quien hará otros si lo considera necesario.

HEPATITIS B Y C

Las hepatitis B y C son infecciones causadas pon dos virus diferentes. Se pueden transmitir por relaciones sexuales o si se está expuesto a sangre infectada. En los Estados Unidos de América los bancos de sangre rutinariamente hacen la prueba para evitar el contagio a través de transfusiones sanguíneas. Pueden causar daños en el hígado de la madre y, si se contraen durante el embarazo, especialmente la hepatitis B, puede causar daños en el hígado del bebé también. En casos muy severos, pueden incluso causar la muerte del bebé.

La infección por la hepatitis B puede prevenirse en más de un 95 por ciento si los bebés que estén expuestos a ella reciben la inmuno globulina de la hepatitis B y la vacuna de la hepatitis B al nacimiento. Su médico tomará un examen de sangre de la madre para determinar si el antígeno de la superficie de la hepatitis B está positivo, esto indicaría infección y en ese caso haría lo necesario para proteger al bebé. El riesgo de la transmisión de la hepatitis C al bebé durante el embarazo parece ser pequeño excepto en las mujeres que también están infectadas con VIH. Actualmente no tenemos ni vacuna ni inmunoglobulina efectivas contra la hepatitis C.

DEFECTOS GENÉTICOS

El color de la piel, la textura del pelo, el color de los ojos, los rasgos del rostro, la estatura, etc., son algunas de las características que recibimos de nuestros padres en el momento de la concepción a través de los llamados genes. La mezcla de los genes del padre y de la madre constituye la herencia genética de la criatura, la cual a su vez, con el tiempo, será también transmitida a sus propios hijos.

Desafortunadamente, junto con lo bueno, podemos heredar lo malo. A veces, sólo se necesita que un gen esté defectuoso para que se desarrolle alguna enfermedad en la criatura. Por eso en los matrimonios entre personas que tienen una relación familiar cercana, la posibilidad de enfermedades hereditarias en los hijos de esa pareja es cuatro veces más grande que en la pareja promedio.

PREDISPOSICIÓN GENÉTICA

Cuando uno de los padres tiene un gen dominante de una enfermedad, hay un 50 por ciento de riesgo de que cada uno de sus hijos manifieste ese defecto.

Hay ciertos exámenes que se pueden hacen para detectar algunos de los problemas genéticos en el bebé. Si su médico piensa que sería la conveniente en su caso, le recomendará que se haga una o más de las pruebas de detección prenatal. En ciertos casos la referirá a un consejero genético, que le explicará cuáles son los riesgos de tener una criatura con algún problema hereditario o genético y qué tanta información se puede obtener de las diferentes pruebas. Los riesgos aumentan en los siguientes casos:

- Mujeres de más de treinta y cinco años y hombres de más de cincuenta años.
- Como mencioné anteriormente, tienen mayor posibilidades de tener un bebé con síndrome de Down.
- Parejas que hayan tenido un hijo con algún problema genético o en cuyas familias haya parientes cercanos que hayan tenido hijos con defectos genéticos.
- Mujeres con antecedentes de abortos espontáneos repetidos o de muerte fetal al nacer.
- Parejas que pertenecen a ciertos grupos que tienen una mayor predisposición a tener los genes para ciertas enfermedades. Por ejemplo, la enfermedad de Tay-Sachs que afecta predominantemente a las personas de ascendencia judía procedentes de Europa Central y Oriental; o la anemia falciforme (*Sickle Cell Anemia*) en pacientes de la raza negra.

EMBARAZO ECTÓPICO

Esto quiere decir que el feto no esté creciendo en el útero, sino en otra parte del abdomen o cavidad pélvica de la mujer, casi siempre en una de las trompas de Falopio.

El riesgo en estos casos es que estos tubos no están hechos para ampliarse con el crecimiento del feto y si el embarazo no se diagnostica tempranamente, puede causar ruptura de la trompa con sangrado dentro del abdomen. Afortunadamente la mayoría de los embarazos ectópicos se diagnostican antes de que causen problemas debido a que sus síntomas son muy característicos: un dolor abdominal agudo y repentino o sangrado vaginal. Es una emergencia médica. El tratamiento para remover al embrión de la trompa es quirúrgico. A veces es necesario quitar la trompa también.

¿QUÉ MUJERES TIENEN MAYOR RIESGO DE TENER UN EMBARAZO ECTÓPICO?

- Las que han tenido infecciones pélvicas.
- Las que padecen de endometriosis.
- Las que se embarazan a pesar de tener un dispositivo intrauterino.
- Las que han tenido operaciones de las trompas de Falopio.

OTROS RIESGOS

Aborto espontáneo

La inmensa mayoría de los abortos espontáneos, o no provocados, tienen lugar antes de que el embarazo haya llegado a la semana decimosexta, en especial alrededor de la octava semana. Más de la mitad de los embarazos que no llegan a término se deben a trastornos en el embrión o feto que le impiden desarrollarse normalmente (por ejemplo, malformaciones en los cromosomas, que son parte de los genes, o sea del material del óvulo y del espermatozoide que forman el huevo). El resto se debe a complicaciones maternas o a circunstancias cuya causa se desconoce.

Cuando el desarrollo del feto es normal, hay factores maternos que pueden causar o contribuir al aborto. Entre ellos están:

- enfermedades crónicas en la madre.
- malformación del útero materno.
- fibromas uterinos.
- progesterona baja (que es una hormona en la sangre).
- tensión nerviosa.
- fiebre alta durante un período prolongado.
- golpes, lesiones o accidentes en general.
- debilidad del cuello del útero que se abre antes de que el embarazo haya llegado a su término; esto sucede especialmente en el segundo trimestre.

Ante una amenaza de aborto espontáneo sobre todo, hay que mantener la calma.

Muchos síntomas que podrían ser los de un aborto espontáneo no son más que molestias normales del embarazo No obstante, en caso de que note los siguientes síntomas, debe de llamar a su médico inmediatamente:

- Cuando tiene sangrado con cólicos en la parte baja de su abdomen.
- Cuando el dolor es severo, incluso si no está sangrando.
- Si sangra mucho, como si estuviera menstruando o si mancha durante varios días consecutivos.
- Si el sangrado es tan fuerte que debe cambiarse de toalla sanitaria cada hora, debe buscar ayuda de emergencia.

POSIBILIDAD DE ABORTO ESPONTÁNEO

Las posibilidades de aborto espontáneo aumentan con la edad de la embarazada. Mientras el riesgo es del 12 al 15 por ciento para una mujer de alrededor de veinte años, para una que ya ha cumplido cuarenta, es del 25 por ciento.

ANEMIA

Es una deficiencia en la cantidad de los glóbulos rojos (esto podría causar cansancio frecuente). Aunque puede tener varias causas, la más común es la deficiencia de hierro. Por ello se recomienda que coma alimentos que contienen hierro y que tome las vitaminas prenatales.

MEDICAMENTOS, HIERBAS Y SUPLEMENTOS

Aunque se venda sin receta, no tome ningún suplemento o producto que sea hierba, vitamina, mineral, etc., sin consultar a su médico. Esto incluye la melatonina, el jengibre, tés de dieta, laxantes, etc.

Por ejemplo, varios obstetras recomiendan el jengibre para el control de la náusea durante los primeros tres meses de embarazo; pero otros recomiendan cierta dosis máxima por día. Por ello, durante su embarazo y durante la lactancia, aunque le haya funcionado a una amiga y ella se lo recomiende, no lo tome sin consultar a su médico.

DIABETES Y DIABETES GESTACIONAL

La diabetes se refiere a una elevación del azúcar o de glucosa en la sangre, por encima de los niveles normales. Hay una diferencia entre la mujer diabética que decide embarazarse y la mujer que sólo muestra síntomas de diabetes durante el embarazo; esta se llama diabetes gestacional. La diabetes gestacional es una condición transitoria que termina con el parto. Se calcula que entre 2 y 5 por ciento de las embarazadas desarrollan diabetes gestacional en los Estados Unidos de América. Normalmente se desarrolla en la segunda mitad del embarazo cuando las hormonas producidas por la placenta contrarrestan los efectos de la insulina, la hormona producida por el páncreas (un órgano en el abdomen).

¿QUIÉN TIENE MÁS PROBABILIDAD DE DESARROLLAR DIABETES?

- Los que tienen exceso de peso.
- Los que tienen historia familiar de diabetes.
- Los que tienen cuarenta años o más.
- Los hispanos, los indios americanos y los afroamericanos.
- Las mujeres que han dado a luz a un bebé de nueve libras o más.

Aunque una mujer con diabetes gestacional tiene un riesgo más alto de desarrollar la diabetes, es más fácil controlar sus niveles de azúcar en la sangre durante su embarazo y que regresen a un nivel normal después del parto. En el caso de ambas formas de diabetes, es importantísimo tratar de controlar los niveles de azúcar en la sangre para evitar complicaciones.

El diagnóstico se establece con los niveles de glucosa en la sangre en ayunas. Se recomienda una prueba inicial entre las veinticuatro y las veintiocho semanas de embarazo Esto se hace ingiriendo una bebida que contiene cincuenta gramos de azúcar y tomando una muestra de sangre una o dos horas más tarde. Cuando haya duda, hágase una prueba de tolerancia a la glucosa. La detección temprana y el manejo apropiado evitarán problemas potenciales para la madre y el bebé.

El tratamiento consiste en dieta y ejercicios. A veces se necesita insulina también.

Durante el embarazo, no se recomiendan los hipoglicémicos orales (pastillas para la diabetes). Esto quiere decir que, si una mujer los tomaba antes de embarazarse, necesitará cambiar a insulina durante el embarazo.

NIVELES DESEABLES DE AZÚCAR EN LA SANGRE DURANTE EL EMBARAZO

Antes del desayuno	60–90 mg/dl
Antes del almuerzo, cena y bocadillo a la hora de acostarse	60–105 mg/dl
Después de las comidas	menos de 140 mg/dl
2 A.M. hasta 6 A.M.	60–100 mg/dl

RIESGOS DURANTE EL EMBARAZO DEBIDOS A LA DIABETES

- aumento en el riesgo de aborto espontáneo
- aumento en el riesgo de defectos en el nacimiento: pequeños descoloramientos de la piel, dedo del pie palmado, anormalidades del corazón, espina bífida, labio leporino, fisura del paladar
- aumento en el riesgo de macrosomía (un bebé exageradamente grande).

Las complicaciones durante el parto, y en los primeros días de la vida del bebé incluyen un trabajo de parto más difícil si el bebé es muy grande (especialmente si la madre es pequeña), o la necesidad de una cesárea por esta razón. El bebé puede experimentar hipoglicemia (nivel bajo de azúcar en la sangre) en los primeros días o puede ser prematuro.

Lo que es importante recordar es que los riesgos y las complicaciones pueden ser insignificantes si se controla la diabetes. Si tiene diabetes y piensa embarazarse, debe de mantener sus niveles de azúcar en la sangre bien controlados antes de concebir. Tendrá que medir sus niveles de azúcar en la sangre frecuentemente para lograr su meta. Esta disciplina y perseverancia le ayudarán a enfrentarse a la maternidad después del parto, Colaborando con su obstetra y su equipo, usted puede maximizar las probabilidades y las de su bebé de tener un embarazo sin complicaciones. ¡Usted puede hacerlo!

LA DIABETES ES UN PROBLEMA DE SALUD IMPORTANTÍSIMO ENTRE LOS HISPANOS

- Aproximadamente uno de cada diez adultos hispanos tiene diabetes.
- Casi el 10 por ciento de los cubanoamericanos y los mexicanoamericanos tienen diabetes.
- En general, los latinos tienen una probabilidad dos veces más alta de tener diabetes que los blancos no-hispanos.
- Aproximadamente un 25 por ciento de los mexicanoamericanos y los puertorriqueños entre las edades de cuarenta y cinco y setenta y cuatro años tienen diabetes, y cerca de 16 por ciento de los cubanoamericanos en ese grupo tienen diabetes.
- Los estudios muestran una incidencia mucho más alta de muerte y complicaciones durante el embarazo en las mujeres hispanas con diabetes.
- Cerca de un 30 por ciento de los casos de diabetes entre los latinos de veinte años para arriba no son diagnosticados.

PREECLAMPSIA O TOXEMIA

Sucede en el último trimestre del embarazo y se desconoce la causa. Los síntomas incluyen presión sanguínea por encima de 140 sobre 90, aumento excesivo de peso, presencia de proteínas en la orina y retención de líquidos (con inflamación en las manos, los tobillos y los pies). La presión alta es peligrosa, en casos severos pueden causar convulsiones y otros problemas. A veces es necesario inducir el parto o hacer cesárea aun antes de que el embarazo llegue a su término.

SANGRADO VAGINAL

Si se produce antes de la semana vigésima octava, esto podría ser una advertencia de un aborto inminente. Después de esta etapa, significaría que la placenta (que es lo que mantiene a la criatura con vida) está sangrando, y de ser así el médico seguramente hará estudios para verificar la posición de la placenta. Pero **independientemente de cuando se presente, el sangrado vaginal requiere que usted llame a su médico de inmediato.**

MADRE CON RH NEGATIVO (VER CAPÍTULO 2, INCOMPATIBILIDAD SANGUÍNEA)

Si usted pertenece al 15 por ciento de las personas que tienen Rh negativo en su sangre, sólo podría tener problemas si da a luz un bebé con Rh positivo, aunque estos riesgos son mínimos en el primer parto. En ese caso, le inyectarían a usted inmunoglobina anti-Rh para impedir complicaciones en embarazos futuros.

ESTADÍSTICAS DE RIESGOS

- Los embriones, fetos y bebés del sexo masculino tienen mayor riesgo de enfermedad que los del sexo femenino.

- En los Estados Unidos de América el riesgo de que una mujer tenga que dar a luz por cesárea es de un 21.1 por ciento (en promedio). Esa probabilidad aumenta con la edad a más de un 35 por ciento para las embarazadas de treinta y cinco años o mayores.

- Mientras que para una embarazada de veinte años el riesgo de que su bebé nazca con el síndrome de Down es de 1 en 10,000, para una mujer de cuarenta y cuatro años este riesgo sube a 1 en 38.

- Ciertos estudios sugieren que los hombres que están expuestos a sustancias químicas tóxicas en su trabajo (como los anestesiólogos, los pilotos de aviones jet y los investigadores submarinos) tienen más probabilidades de tener hijos varones que hembras.

- La tasa nacional de mortalidad infantil (entre el momento del nacimiento y el primer año de edad) es de 10.1 muertes por cada 1,000 nacimientos de bebés vivos en los Estados Unidos de América.

EXÁMENES PRENATALES

Los avances de la medicina nos permiten determinar si el bebé padece de ciertos problemas genéticos antes del nacimiento. Estas pruebas se recomiendan en las mujeres en quienes se sospecha que pueden tener criaturas con problemas.

AMNIOCENTESIS

Casi siempre se realiza entre la semana decimoquinta y la decimoctava para determinar si existen anormalidades en los cromosomas (como en el caso del síndrome de Down) o en el desarrollo del feto (como en el caso del malformaciones del sistema nervioso central). Si existen problemas serios con el bebé, los padres tienen la opción de interrumpir el embarazo en ese momento. La prueba consiste en la inserción de una aguja muy delgadita a través del abdomen que llega al saco amniótico, de donde se extrae una onza del líquido que rodea al feto. El líquido se estudia en laboratorio y toma de tres a cuatro semanas para obtener la información. Aunque no es doloroso, puede ser incómodo. Los riesgos son mínimos e incluyen, entre otros, sangrado, infección y en 1 de cada 100 a 200 mujeres, existe el riesgo de aborto.

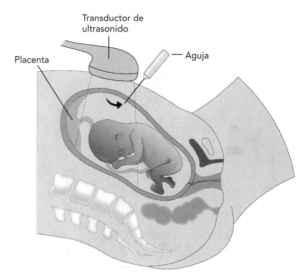

Amniocentesis

INDICACIONES PARA AMNIOCENTESIS

- Tener treinta y cinco años de edad o más.
- Haber tenido un bebé con un defecto al nacer (defecto congénito).
- Tener un defecto congénito.
- Antecedentes familiares de nacimientos problemáticos.
- Tener una pareja con un defecto congénito.
- Tener diabetes (en ciertas mujeres).

ULTRASONIDO

El ultrasonido no causa dolor y sólo dura unos minutos. Se puede realizar en cualquier etapa del embarazo. El médico o técnico en ultrasonido mueve el transductor sobre la parte baja del vientre de la mujer. También se pueden obtener las imágenes introduciendo el transductor dentro de la vagina.

Nos encantaría saber si es niña o niño. ¿Es posible saber con seguridad con un ultrasonido?

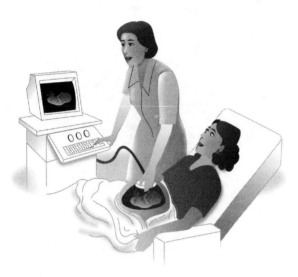

Ultrasonido

Aunque esa no es una de las indicaciones para hacer un ultrasonido, cuando se hace por otras razones frecuentemente se logra ver si es un varoncito o una hembrita, pero no es exacto en un 100 por ciento de los casos. Si se logra ver que es niño, se sabe que es niño, pero si no se ve el pene, podría tratarse de una niña o de un niño que tenía su piernita u otra parte de su cuerpo tapándolo a la hora del ultrasonido. Si se requiere hacer por otras razones, la amniocentesis es muy precisa para determinar el sexo del bebé.

ULTRASONIDO

El ultrasonido usa ondas de sonido de alta frecuencia para crear «imágenes» del feto estáticas o con movimiento, en la pantalla de un monitor, usando una cámara. Funciona por medio de las ondas de sonido emitidas por un transductor (pequeño aparato portátil); al enviar esas ondas se produces «reflejos» o ecos al pasar por el feto y así forman una imagen.

RAZONES PARA LLEVAR A CABO UN ULTRASONIDO

El propósito del ultrasonido puede variar según las etapas del embarazo. Las razones predominantes son las siguientes:

- Determinar la edad y el tamaño del feto.
- Determinar la posición, el movimiento, la respiración y la actividad del corazón del feto.
- Determinar la fecha del parto.
- Ayudar con los procedimientos como la amniocentesis.
- Determinar la posición de la placenta.
- Determinar ciertas anormalidades (i.e., defectos de nacimiento, anormalidades de la placenta, anormalidades del útero, etc.).
- Determinar el número de fetos.

MUESTRA CORIÓNICA

También detecta anormalidades de los cromosomas y la presencia de ciertas enfermedades genéticas hereditarias. Se hace extrayendo un pedacito del tejido de la placenta insertando un tubito a través del cuello de la matriz por vía vaginal. Sólo toma unos minutos si se obtiene la muestra en el primer intento. Sin embargo, a veces es necesario insertar el catéter varias veces para obtener el tejido. Las ventajas sobre la amniocentesis son que se puede hacer entre las semanas novena y undécima y el resultado se obtiene en menos de una semana. Las desventajas son que tiende a ser doloroso para algunas mujeres, es menos preciso que la amniocentesis y tiene un grado de riesgo de aborto ligeramente mayor.

EXAMEN DE LA SANGRE MATERNA PARA LA ALFAFETOPROTEÍNA

Esta prueba detecta el nivel de alfafetoproteína en la sangre de la madre. La alfafetoproteína se abrevia AFP y es una sustancia producida por el feto. Un nivel alto puede indicar problemas tan graves como espina bífida (un defecto congénito en el cual una parte de una, o más, vértebras no se desarrolla completamente, dejando un segmento de la médula espinal descubierta) o una anencefalia (la falta del cerebro, de la parte superior del cráneo y de la médula espinal) al nacer y hasta algo tan sencillo como la presencia de gemelos. Si es bajo, podría indicar alguna deficiencia cromosómica como síndrome de Down. Sólo 1 o 2 de cada 50 mujeres cuyo nivel de alfafetoproteína es alto en una lectura inicial tienen riesgos de que el feto esté afectado.

RIESGO DEBIDO A LA FALTA DE CUIDADOS PRENATALES

Los bebés nacidos de madres que no recibieron cuidados prenatales tienen tres veces más posibilidades de morir en el primer año de vida que los bebés de aquellas madres que recibieron una atención médica completa.

El récord de la embarazada más vieja del mundo pertenece a la italiana Rossana Della Corte, quien en julio de 1994 dio a luz a un hijo a la edad de sesenta y tres años.

PROTEJA A SU BEBÉ

LOS VICIOS Y LOS GUSTOS

Alcohol

Su abuso puede afectar seriamente el desarrollo del feto. Como no se sabe con certeza, cuál es la cantidad de alcohol que puede ser dañino, lo mejor es evitar las bebidas alcohólicas durante el embarazo.

Si usted tiene problemas de alcoholismo, busque ayuda de inmediato (idealmente antes de embarazarse). Puede llamar a Alcohólicos Anónimos en su área o pedirle ayuda a su médico. Si ya está embarazada, recuerde que cuando usted se emborracha, el feto también lo hace. Si el alcohol puede causar daño a un hígado formado en el adulto, imagínese el daño que le puede hacer a una criaturita cuyos órganos, incluyendo el cerebro, están en vías de formación. Los daños pueden ser irreversibles y pueden incluir retraso mental.

SÍNDROME-FETAL POR EL ALCOHOL

De todas las causas de defectos de nacimiento, el síndrome debido a la exposición del feto al alcohol es el que se puede prevenir con mayor facilidad.

Si está embarazada, evite las bebidas alcohólicas. Reserve las celebraciones con alcohol para después del parto. Si tiene problemas de alcoholismo, consulte a su médico, el hacerlo no es un signo de debilidad, es un signo de responsabilidad.

UN EMBARAZO SOBRIO

Un grupo de médicos que considera que hasta pequeñas cantidades de alcohol durante el embarazo pueden afectar el desarrollo fetal protestaron en relación a un libro que aseguraba que no hay peligro si se toma un vaso de vino al día durante el embarazo. Investigaciones recientes realizadas en la Universidad de Pittsburg han encontrado que en varios de los recién nacidos de madres que tomaron menos de un vaso de bebidas alcohólicas durante su embarazo, los pequeñines tenían menor peso, estatura, e IQ (inteligencia) de lo considerado como promedio normal. Según la doctora Patti Munter, directora ejecutiva de la Organización Nacional del Síndrome-fetal por alcohol, las indicaciones del libro *Para su salud: dos médicos exploran los beneficios del vino en la salud*, de los doctores David Whitten y Martin Lipp, podrían causar un daño irreparable a millones de niños.

Drogas

Las madres que usan drogas durante el embarazo ponen en peligro la salud y la vida de sus bebés. Los bebés de madres adictas a la cocaína o al «crack», por ejemplo, nacen con esa adicción, plagados de tremendos problemas de salud, a veces, con defectos de nacimiento irreparables, como la carencia de cerebro.

Para la embarazada no hay «droga fuerte» ni «droga suave»; cualquier droga es dañina para ella y para el bebé. La marihuana, que muchos equivocadamente consideran como inofensiva, puede producir problemas cardíacos y cerebrales en la criatura.

Si está embarazada, evite todas las drogas.

LAS DROGAS Y EL EMBARAZO

- Un 15 por ciento de las mujeres que están en edad de tener hijos (entre los quince y los cuarenta y cuatro años) abusan de sustancias adictivas en los Estados Unidos de América. De ellas, un 44 por ciento han probado marihuana y un 14 por ciento han aspirado cocaína por lo menos una vez durante su embarazo.

- Se calcula que 375,000 bebés están expuestos a drogas dañinas cada año en los Estados Unidos de América. Esto se debe a que 1 de cada 10 madres consumen drogas ilegales.

- Las mujeres que usan cocaína en los primeros meses de su embarazo aumentan cinco veces el riesgo de que sus bebés desarrollen defectos de las vías urinarias.

- La atención médica de un bebé adicto al crack, causada por su exposición durante el embarazo, cuesta alrededor de $100,000 durante sus tres primeros meses de vida en los Estados Unidos de América.

Cigarrillo

Aunque usted haya visto a celebridades como Melanie Griffith fumando durante el embarazo, no la imite. El fumar disminuye la cantidad de oxígeno que necesita su bebé para su desarrollo normal y aumenta la cantidad de bióxido de carbono, nicotina y alquitrán en su sangre, que también pasan a su bebé. Los bebés de madres fumadoras nacen más pequeños.

DÍGALE NO AL HUMO DEL CIGARRILLO (Y AL DEL PURO Y LA PIPA TAMBIÉN)

La mayoría de las futuras mamás saben que fumar durante el embarazo es peligroso para la criatura que esperan, pero hay nuevas investigaciones que aseguran que el estar cerca de otra persona que fuma también es peligroso. Se ha comprobado que inhalar el humo de los cigarrillos que fuman otras personas a su alrededor también llega a través de la sangre de la embarazada al feto, y después del nacimiento su bebé inhala el humo directamente. Hay estudios que muestran la presencia de una forma desintegrada de nicotina en el pelo y en la sangre de las mamás y los recién nacidos expuestos al humo de otros fumadores (humo de segunda mano).

Y tienen más posibilidades de nacer prematuramente. El fumar también aumenta las posibilidades de aborto, malformaciones congénitas y muertes del bebé después del parto.

Casi tan importante es que su compañero no fume tampoco. La exposición al humo del cigarrillo también puede afectarle a usted y a su bebé.

Idealmente dejará de fumar antes de embarazarse, pero si no lo ha hecho, nunca es demasiado tarde. No se dé por vencida; trate otra vez. Un buen ejercicio mental que la ayudará a dejar el cigarrillo es imaginarse que su bebé está fumando e inhalando ese humo cada vez que usted fuma. Algunas embarazadas han recurrido a métodos como la hipnosis, la acupuntura o el parche de nicotina, pero si se decide probar uno de estos es esencial que lo consulte primero con su doctor.

No piense que una vez que nazca el bebé no le afectará si usted fuma. Durante la etapa de la lactancia, el cigarrillo sigue siendo peligroso, pues la nicotina se pasa de la sangre de la mamá hacia la leche. Además el humo del cigarrillo de usted o de su compañero puede aumentar los riesgos de infecciones respiratorias en el pequeñín.

Medicamentos

Durante su embarazo las únicas medicinas que usted debe tomar son aquellas que le ha recetado su médico o las que usted ya tomaba y que hayan sido aprobadas por él o ella. Los ingredientes de las medicinas que usted toma, como todo lo que ingiere, podrían atravesar la placenta y es como si el feto también las tomara. Para los malestares comunes del embarazo (mareo, náuseas, dolores, estreñimiento, ansiedad, insomnio, nerviosidad) trate de recurrir a remedios naturales aprobados por su médico.

MEDICINA PELIGROSA

Un investigador de la Universidad de Michigan advirtió que cuando las mujeres embarazadas toman una medicina común para controlar la presión alta que contiene inhibidores de la angiotensina (en inglés ACE inhibitors), se podrían causar daños considerables en los riñones de los recién nacidos. Esto no significa que si tiene presión alta antes o durante su embarazo, no debe de tomar medicina. Lo que significa es que si está planeando embarazarse y está tomando una medicina para su presión (o cualquier otro problema médico) debe de consultar a su doctor(a) para que le cambie la medicina a una que no le afecte al bebé (como la metildopa en el caso de la presión). No suspenda las medicinas recetadas por su médico sin consultarlo antes. Eso también podría ser peligroso.

Si consulta a su médico acerca de cualquier problema, él o ella le podrá recetar medicinas que no le afecten a su bebé. Siempre siga las instrucciones. No tome más que la cantidad indicada.

En cuanto a las medicinas que se venden sin receta, no tome ninguna sin consultar a su médico. Aunque usted crea que una medicina tan común como la aspirina es inofensiva, puede no serlo durante el embarazo.

Si tiene algún problema como hipertensión o diabetes, o está tomando cualquier medicina regularmente, lo ideal es que consulte a su médico cuando está planeando embarazarse. Si ya está embarazada, consulte a su médico de inmediato. Hay medicinas que no deben de suspenderse súbitamente. Su médico podría cambiarlas por otras que no tienen riesgos o tienen menores riesgos para su bebé.

Cafeína

Algunos estudios han correlacionado el exceso de cafeína con malformaciones de nacimiento. Sin embargo, estudios más recientes que han analizado el consumo equivalente de dos a tres tazas de café al día, no parecen corroborar esto. La Administración de Drogas y Alimentos (que se conoce como FDA) ha tomado una posición conservadora al respecto. Recomienda que, si la mujer embarazada desea ingerir bebidas o alimentos con cafeína, evite ingerir más del equivalente a tres tazas de café al día.

Algunos médicos recomiendan que la embarazada substituya los productos con cafeína (como son el café, el mate y algunos refrescos y tés) con bebidas similares descafeinadas, o con jugos de frutas naturales o agua mineral.

Si usted tiene la costumbre de tomar café, y decide que lo quiere dejar, como es un estimulante, quizá note un cambio en su nivel de energía al principio, pero es por un corto tiempo. El hacer más ejercicios y comer pequeñas cantidades de alimentos más frecuentemente le ayudarán a mantener su nivel de energía habitual.

UNA TACITA, POR FAVOR

La Asociación Médica Americana ha indicado que el uso moderado de la cafeína en las mujeres embarazadas no aumenta el riesgo de aborto espontáneo. Según un estudio realizado por el Dr. James L. Mills y sus colegas de los Institutos Nacionales de la Salud, no se encontró evidencia de que el uso moderado de la cafeína (no más de tres tazas al día) aumente el riesgo de aborto espontáneo o lleve a un retraso en el crecimiento intrauterino, o cause microcefalia (cabeza pequeña) en los fetos de mujeres embarazadas. ¡Pero cuidado!, tres tazas de café americano equivalen a una sola tacita de café cubano.

Y recuerde que el mate también tiene cafeína.

FACTORES AMBIENTALES

Mascotas

Como los gatos pueden transmitir un parásito que se conoce coma *Toxoplasma gondii* que puede causar una infección (toxoplasmosis) en la mamá, y esta infección podría causar un aborto espontáneo o dañar al bebé durante el embarazo, se recomienda que siempre se lave las manos después de jugar con el gato, que limpie bien las áreas por donde él camina y que use guantes cada vez que vaya a limpiar su cajita (ya que el parásito se puede encontrar en su materia fecal). Estas recomendaciones deben seguirse aunque su gato sea limpísimo y muy elegante.

El toxoplasma también se encuentra en la carne cruda. Tenga las mismas precauciones en la cocina cuando la prepare, y asegúrese de que esté bien cocida antes de que se la coma.

Accidentes caseros

Muchas mujeres creen que, a pesar de acarrear con ellas un vientre de varias libras de peso y sentirse más agotadas y menos ágiles que de costumbre, pueden seguir comportándose en casa (y fuera de ella) como si fueran atletas.

OJO CON SU MEDIO AMBIENTE

Un reporte proveniente de la Universidad de Yale indica que las mujeres que viven cerca de un sitio de acumulación de desechos tóxicos tienen más posibilidades de tener niños con defectos de nacimiento. Aunque se sospecha desde hace tiempo, este estudio es el primero en ofrecer una prueba concreta de esta relación.

En primer lugar, tenga en cuenta que el centro de equilibrio de su cuerpo es diferente ahora, ya que su centro de gravedad la impulsa hacia adelante. Las articulaciones (rodillas y tobillos sobre todo) están ligeramente más débiles que de costumbre, lo que la hace más propensa a las caídas. Aunque sea ligero, existe cierto riesgo con cualquier caída especialmente si cae de frente.

Por eso, si se cae, aunque se sienta bien y crea que no se ha hecho daño, debe comunicárselo al médico; él a ella decidirá si es necesario hacer algún estudio. El cansancio también puede disminuir su estabilidad y su estado emocional y psicológico (i.e., con preocupaciones debidas al embarazo, etc.) pueden restarle atención a lo que hace.

Afortunadamente, el bebé que está en su interior está muy resguardado por la propia naturaleza. El bebé está rodeado de un eficiente sistema protector, líquido amniótico, membranas, fibras musculares del útero y hasta huesos y músculos de la cavidad abdominal y pélvica, que absorben los golpes y los movimientos. Esto no significa que los golpes y lesiones profundas no puedan tener un impacto desastroso en usted y su criatura. Si ese ha sido el caso, usted lo notará con la presencia de sangrado vaginal, dolor en el abdomen, contracciones del útero a goteo del líquido amniótico.

En algunos casos, el exceso de actividad del feto luego de un accidente puede ser un signo de que la criatura ha sufrido alguna conmoción cerebral. En estos casos, es esencial que le avise a su médico de inmediato o que se dirija con urgencia a un departamento de emergencia.

Aunque usted sea una persona muy pulcra, esta es una etapa en que debe resignarse a que hay ciertos trabajos caseros más importantes que otros. Es importante que acepte que en su estado quizás no pueda dedicar el mismo tiempo y energía de siempre al cuidado de su hogar. Alguien (ya sea de la familia o una ayudante contratada temporalmente) puede ayudarla con la limpieza, se puede comprar la lavadora o la secadora con la que siempre ha soñado (algo que le resultará de gran utilidad después de la llegada del bebé).

TRABAJO DE JORNADA COMPLETA

El embarazo es un trabajo de veinticuatro horas al día durante nueve meses. Recuérdelo, por si se siente cansada.

PREPARACIÓN DE LA CASA

Alrededor de la semana trigesimosexta, si trabaja fuera de casa, estará disfrutando de su permiso en el trabajo por el embarazo y es el momento ideal, si no tiene que guardar reposo absoluto o si no se siente demasiado cansada, para dedicarse a la tarea de preparar la casa para la llegada del bebé. Estos son algunos consejos básicos:

- Acepte la ayuda de alguna amiga, de su compañero o de un familiar para poner en orden todo lo que haya que arreglar y para que usted no se eche encima todo el peso de los preparativos.
- Recuerde, al limpiar la casa y decorarla, que no debe mover muebles ni cargar objetos pesados que puedan provocarle un problema o, al menos, un parto prematuro.
- Llene su refrigerador con alimentos fáciles de preparar, o que se conserven en el congelador, como el pan o verduras.
- Compre artículos como papel de baño, detergentes, pañales, limpiadores y cosas que le serán útiles en hogar después del parto, cuando tendrá menos tiempo de ir al mercado.

- Dedique un cuarto de la casa, si es posible, solamente al bebé, pero esto no es absolutamente necesario (sobre todo teniendo en cuenta que a muchas mamás les gusta tener la cuna de su bebé dentro de su propia habitación en los primeros meses).
- Si puede, dedique una habitación de su casa a todo lo relativo al bebé, un sitio que además de dormitorio, le sirva de lugar de juegos, de descano, de comedor, de baño y de vestidor.

MYRKA DELLANOS
ex presentadora de «Primer Impacto»

Mi única hija, Alexa Carolina, nació el 30 de diciembre de 1993. La peor experiencia de mi embarazo fue el malestar mañanero, con el que pasé cinco meses. Hacía de todo lo que me decían (las galletitas, jarabes) y nada… Bajé de peso porque lo único que comía era cereal y jugo de toronja. Me sentía tan mal que cuando llegaba a casa del trabajo, me bañaba, me tiraba en la cama y sólo decía: «Dios mío, que me pueda dormir para no sentirme tan mal».

Pero después de los cinco primeros meses, me sentí muy bien. Comía de todo, me veía bien y me sentía maravillosamente desde el punto de vista emocional. Definitivamente, del quinto al octavo mes fue la mejor etapa de mi embarazo.

De mi embarazo aprendí que lo mejor de todo es estar activa el mayor tiempo que se pueda. Yo trabajé hasta el último día ¡y se me rompió la fuente mientras hacía una entrevista! Aunque te sientas mal, trabajando el tiempo pasa más rápidamente.

Cuando salga embarazada de nuevo, lo que quiero hacer es más ejercicio. Yo nadé y caminé bastante, pero hubiera podido hacerlo más. Mientras más activa esté la embarazada, mejor es para todo. El parto se facilita más, estás más saludable, no aumentas tanto de peso y te sientes mejor en general. Para el próximo, pienso seguir levantado pesas (con la supervisión de mi entrenador y mi doctora, por supuesto), haciendo aeróbicos y caminando lo más posible.

Mi mejor consejo a las primerizas es que si están comiendo saludablemente y haciendo algún tipo de ejercicio, no se preocupen por aumentar demasiado de peso. Cuando yo llegué al octavo mes y me veía el vientre tan grande, pensaba que nunca más iba a lucir como antes. Disfruten de su embarazo, porque es un momento muy lindo en la vida de una mujer y aunque parezca largo, sólo dura nueve meses…

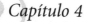

Capítulo 4

EL PESO, LA DIETA Y EL EJERCICIO

CUESTIONES «DE PESO» EN EL EMBARAZO

Si está en sobrepeso, es conveniente bajar antes de quedar embarazada, ya que no se recomiendan las dietas de reducción durante el proceso de espera del bebé. No piense que eso de que ahora tiene que «comer por dos» o «por uno y medio» le da permiso para llegar a un peso desproporcionado. De acuerdo al Colegio Americano de Obstetras y Ginecólogos, la embarazada sólo debe aumentar entre veinticinco y treinta y cinco libras en el transcurso de los nueve meses. Si la mujer está muy delgada al inicio del embarazo, podría aumentar hasta cuarenta libras.

La mayoría de las mujeres se preocupan de su peso durante el embarazo, si están subiendo demasiado, o si no están subiendo suficiente. Por eso es importante que le pregunte a su médico en su caso particular, cuánto debería de subir y en qué período de tiempo.

Pésese cada semana. Idealmente su aumento de peso debe ser gradual. Se calcula que se suben alrededor de diez libras en las primeras veinte semanas y una libra cada semana de allí en adelante. Cuando la alimentación es insuficiente, el bebé puede tener más problemas al nacer.

Es preferible tratar de no aumentar mucho hasta el cuarto mes, ya que hasta ese momento el aumento de peso es el resultado de la acumulación de líquidos y grasa en los tejidos maternos. Después del quinto mes, el aumento de peso se debe al incremento de peso en el útero, la placenta, el líquido amniótico y el bebé.

DISTRIBUCIÓN DEL AUMENTO DE PESO EN EL EMBARAZO A TÉRMINO

Útero	2 libras
Placenta	1½ libra
Líquido amniótico	2 libras
Bebé	6 a 8 libras
Grasa, líquidos, etc., en la mamá	4 a 6 libras

ACERCA DE LA ALIMENTACIÓN

Recuerde que lo que usted come es lo que alimenta a su bebé. Así que llevar una dieta sana y balanceada es especialmente importante ahora. La cantidad de calorías que se aumentan al día en promedio es de 300 a 500 calorías adicionales, si no estaba en sobrepeso antes de embarazarse, y varía dependiendo de qué tan activa es usted. Pero su médico podría recomendarle 800 calorías diarias adicionales si está baja de peso o menos de 300 calorías extras al día si está en sobrepeso, y le hablará acerca de la cantidad y la calidad de los alimentos.

Si la futura mamá cuida que su nutrición sea completa y saludable, si hace ejercicios y si reduce la tensión durante los nueve meses de la espera, estará aumentando las posibilidades de que su bebé llegue al mundo en un excelente estado de salud. Obviamente que el llevar hábitos de vida saludables aun antes de embarazarse es lo ideal, y harán que los cambios no sean tan marcados durante los nueve meses de la gestación.

Entre los hábitos saludables de la vida diaria, ya hemos hablado de la cafeína, el alcohol y las drogas en el capítulo 3. Estas son algunas recomendaciones adicionales:

MITO: LOS PRIMEROS BEBÉS SIEMPRE LLEGAN TARDE

Aunque es frecuente que las primerizas tiendan a dar a luz un poco después de la fecha calculada para el parto, no siempre es así. Varía de mujer a mujer y, a veces, de parto a parto de la misma mujer. De hecho se puede relacionar un poco más a la duración de los períodos menstruales. Si tiende a tener sus reglas cada treinta días, es posible que dé a luz un poco más tarde que si tiende a tener sus reglas cada veintisiete días.

PLANEACIÓN DE SU DIETA

- Procure comer más o menos a la misma hora todos los días, en un ambiente tranquilo y sin apuros. Debido al crecimiento del vientre, muchas embarazadas encuentran que comer pequeñas cantidades varias veces al día, es lo que les funciona mejor.
- No piense que porque comió demasiada un día, al otro debe ayunar; esto no es conveniente para la embarazada. Idealmente su régimen debe ser regular y constante.
- Prepárese comidas sencillas, con pocas salsas, condimentos y aderezos.
- La mejor manera de comer carne y pescado es preparándolos al horno, a la plancha a la parrilla. Use condimentos naturales como limón, aceite de oliva virgen, un poco de sal y hierbas y polvos como laurel, comino, cilantro, albahaca y pimienta.

EN GENERAL

- Coma despacio, masticando cuidadosamente todos los alimentos.
- La variedad y la calidad son especialmente importantes.
- No use su embarazo como excusa para comer demasiado y subir excesivamente de peso.
- Coma suficiente. Si no lo hace, podría en poner peligro las posibilidades de la supervivencia del bebé al inicio del embarazo o podría resultar en un bebé de bajo peso.

VERDURAS

- Incluya diariamente por lo menos una taza de verdura de hoja verde en el almuerzo como el brócoli, las espinacas, el berro, los espárragos, las lechugas y los pimientos verdes, entre otros. Todos contienen tres elementos que a usted le hacen mucha falta: vitaminas A y C y ácido fólico.
- Otras verduras que no deben faltar son algunas tan populares como la remolacha o betabel, el aguacate, la col, las zanahorias, la coliflor, el maíz y los tomates, entre otras.
- Procure incluir en su alimentación verduras crudas (después de lavarlas y cepillarlas a conciencia) porque contienen más nutrientes. Muchas veces, al cocinar las verduras, las metemos en agua y las calentamos a tales temperaturas que las despojamos de sus ingredientes nutritivos. Pero si su estómago es incapaz de digerir las verduras crudas, procure usar poca agua para hervirlas y no deseche esa agua, úsela como base para alguna sopa a puré. ¡Esa agua está llena de nutrientes!

ÁCIDO FÓLICO

Todas las mujeres que están en edad de la reproducción deben aumentar su consumo de ácido fólico como un método para prevenir defectos de nacimiento en sus hijos, de acuerdo al Departamento de Salud Pública de los Estados Unidos de América. Se piensa que una deficiencia de ácido fólico, un tipo de vitamina B que se encuentra en frutas, vegetales verdes, frijoles y granos, tiene que ver con defectos neurológicos como la espina bífida y la anencefalia. Se ha sugerido que se tome diariamente 1 miligramo de ácido fólico, (que es lo que contienen las vitaminas prenatales) aunque muchas mujeres embarazadas podrían tomar más de esa cantidad, ya que sus dietas frecuentemente no contienen suficiente ácido fólico.

FRUTAS

- No se olvide de las frutas. Mínimo dos al día (bien lavaditas) y, nuevamente, de preferencia crudas par la misma razón que mencioné antes.

CARBOHIDRATOS (AZÚCARES)

- Incluya una buena dosis de carbohidratos complejos, varios de ellos con un alto contenido de fibra. La dieta de la embarazada no está completa sin estos.

- No deje de incluir uno de las siguientes en cada comida; las lentejas, la leche, las pastas, el arroz, los boniatos o camotes, las tortillas de maíz, las frijoles de soya, los cereales de desayuno (avena, cebada) o el pan integral de trigo o centeno, entre otros.

- Incluya también alimentos que son ricos en carbohidratos, como la lechuga, el apio, la col, la alcachofa, la papa, la zanahoria, la remolacha y las frutas en general.

COMA DOS FRUTAS O MÁS AL DÍA

Una porción de frutas equivale a:

1 manzana, pera, plátano (banano) de tamaño mediano

2 ciruelas o albaricoques (chabacano) de tamaño mediano

½ taza de moras, melón, piña, cóctel de frutas y toronja

¾ taza de jugo de fruta

COMA TRES PORCIONES DE VEGETALES O MÁS AL DÍA

Una porción de vegetales equivale a:

½ taza de brócoli, zanahorias, judías verdes (elotes, calabacitas, pimientos, espinacas, guisantes (chícharos), maíz

½ taza de lechuga cruda, ensalada de verduras, col

½ taza de salsa de tomate

1 papa, boniato (camote) de tamaño mediano

½ aguacate de tamaño mediano

COMA SIETE O MÁS PORCIONES DE PAN Y CEREAL AL DÍA

Una porción equivale a:

1 rebanada de pan integral o enriquecido	1 tortilla de maíz o harina
5 galletas	½ «bagel» (rosca)
1 ¼ panecillo o «muffin»; bollo o «biscuit»	1 pan árabe de trigo integral
1 taza de cereal de desayuno	½ taza de harina de avena
½ taza de «granola»	½ taza de arroz o pasta
½ bollo de hamburguesa o de «hot dog»	
1 panqueque o «waffle» de 4 pulgadas	

GRASAS

- ¡No evite todas las grasas! Aunque no lo crea, ¡las grasas, con moderación, son buenas para las embarazadas! Estas sustancias son ricas en las vitaminas A y D y proveen mucha de esa energía tan necesaria en el momento del parto. Pero no se acostumbre demasiado a ellas, porque después que dé a luz va a tener que reducir notablemente su consumo si quiere volver a ponerse la misma ropa de antes de salir en estado.

- Evite el exceso de grasas en general, pero especialmente de grasas saturadas, por ejemplo, las de procedencia animal, ya que tienden a aumentar el colesterol en la sangre.

- Evite los excesos, los embutidos y los alimentos muy cremosos. Es mejor que coma las grasas que vienen en los productos naturales como el aguacate y los mariscos, y que use aceite vegetal (de oliva, por ejemplo). Si come carne, deseche las partes más grasosas. Así obtiene más beneficios con menos calorías.

PROTEÍNAS

- Coma todos los días un alimento que sea rico en proteínas, como las carnes rojas, aves, huevos, pescados, quesos, legumbres, frijoles, lentejas y garbanzos. Las proteínas son importantes para la formación de los músculos.

COMA DOS O MÁS PORCIONES DE CARNE O SUS EQUIVALENTES AL DÍA

Una porción equivale a:

3 onzas de pollo, pescado, pavo

3 rebanadas de salchichón

3 onzas de jamón, carne magra de res, ternera, cordero o cerdo

3 onzas de hamburguesa o bistec

2 onzas de salchicha

4 cucharadas de manteca de cacahuate (maní)

3 onzas de costilla de cerdo o de embutido

1 taza de frijoles secos, horneados o refritos

1 taza de lentejas cocidas o en sopa

1 taza de tofu

½ taza de nueces

Recuerde, es más saludable evitar las frituras y los alimentos grasosos. Esto es muy importante si no quiere aumentar demasiado peso.

LÍQUIDOS

- Beba leche durante el embarazo para ayudar a que su niño tenga huesos y dientes sanos. Se recomiendan cuatro porciones de leche o sus derivados al día durante el embarazo. Si no le gusta o no le cae bien, puede sustituirla por yogur, queso o helado. El consumo de calcio es extremadamente importante. Se recomienda un mínimo de 1000 miligramos diariamente para proteger los dientes de la mamá y prevenir la toxemia. Si no puede tolerar la leche, tome suplementos de calcio.
- Tome de seis a ocho vasos de agua al día (aunque pocas lo hacemos); las embarazadas no pueden pasar esto por alto. Si no le gusta mucho el agua, endúlcela con un poco de jugo de vegetales o de frutas.

CONSERVAS (PRODUCTOS ENLATADOS)

- Evite en la posible comer demasiados productos «de lata», aunque es conveniente tener en casa algunas latas de comidas en conserva para cuando se sienta muy cansada o para los días posteriores al embarazo. Muchas de estas conservas contienen sustancias (preservativos, etc.) que no son precisamente saludables.

- Evite también los alimentos congelados que, en su mayoría, tienen muchos aditivos y químicos.

CONSUMA CUATRO PORCIONES O MÁS DE LECHE O PRODUCTOS LÁCTEOS AL DÍA

Una porción equivale a:

1 taza de leche, suero de leche, (o jocoque), yogur sencillo
1 taza de queso de soya o leche de soya enriquecida
1 ½ onzas (2 rebanadas) de queso mozzarella, queso bajo en grasa
¾ taza de requesón (queso cottage), yogur congelado, helado
Pueden ser sin grasa o bajos en grasa.

LOS ALIMENTOS QUE DEBE EVITAR

- Aquellos que usted sabe que la hacen aumentar de peso fácilmente.

- El exceso de comidas azucaradas, dulces y postres en almíbar.

- Alimentos con mucha sal.

- Huevos crudos, pescado crudo a carnes crudas.

- Mariscos de agua dulce (por el riesgo de contaminación con insecticidas).

- Agua de la llave sin hervir, si vive en una zona en donde el agua potable puede estar contaminada.

- El exceso de refrescos, café, tés o colas con cafeína.

Cada año hay unos 40,000 nacimientos de bebés de mujeres entre los cuarenta y los cuarenta y nueve años en los Estados Unidos de América; 38,000 de estos bebés son hijos de madres que tienen entre cuarenta y cuarenta y cuatro años, mientras que el resto (unos 2,000) son hijos de mujeres entre cuarenta y cinco y cuarenta nueve años.

VITAMINAS Y MINERALES
PARA LA EMBARAZADA

Una dieta balanceada tiene la capacidad de proporcionarle todas las vitaminas y minerales que necesita su cuerpo y el de la criatura que lleva dentro. Sin embargo, su médico probablemente le recomendará un suplemento prenatal que contenga hierro. A veces es difícil obtener bastante hierro de la comida que se consume.

VITAMINAS

Estas son las vitaminas esenciales que no deben faltar en la alimentación de la embarazada; busque los alimentos que las contienen y hágalos parte básica de su dieta. Si algunos de ellos no le fascinan, procure comerlos de vez en cuando. Recuerde que solo son nueve meses y una dieta balanceada es esencial para que su bebé venga al mundo sano.

Vitamina A
Leche no descremada, quesos, yema de huevo, hígado, vegetales

Vitamina B1
Hígado y otras vísceras de animales, carne de cerdo, legumbres, frutas secas, papas, naranjas, toronjas, piña, yema de huevo

Vitamina B2
Riñones, hígado, leche no descremada, quesos, frutas secas, fríjoles

Vitamina B6
Leche sin descremar, yema de huevo, carnes de res, de ave y de cerdo, pan integral, arroz, hongos, tomates

Vitamina B12
Leche sin descremar, hígado, yema de huevo

Vitamina C
Leche sin descremar, huevos, pescado, frutas y, especialmente, los cítricos

Vitamina D

Hígado, huevos, pescados, mantequilla

Vitamina E

Se encuentra en casi todos los alimentos mencionados anteriormente y en muchos más

Vitamina K

Espinaca, tomate, col. yema de huevo

Ácido fólico

Vegetales de hoja verde, hígado, frutas secas

Niacina

Aves, pescados, hígado, frutas secas

MINERALES

Sin minerales en nuestro cuerpo no podríamos subsistir, y lo mismo pasa con la criatura que lleva en su vientre. Por ejemplo, el hierro es esencial para la formación de la sangre, el calcio es primordial en el desarrollo de los huesos y sin la presencia del sodio y el potasio los líquidos del cuerpo no podrían renovarse constantemente. Estos son los que no deben faltar en su dieta:

Calcio

Leche, quesos, vegetales coma el brócoli y la espinaca

Fósforo

Pescado, carne, huevos, leche, vegetales

Hierro

Carne, hígado, vísceras y huesos animales, papas, lentejas, frijoles, brócoli, espinaca, espárragos, hongos, durazno, higo, uvas

Potasio

En la inmensa mayoría de los alimentos

Sodio

Presente en casi todos los alimentos, especialmente en la sal (usted obtiene un suministro adecuada con la sal que usa para cocinar)

Yodo

Pescado, vegetales (en especial los espárragos, los hongos y la zanahoria)

DIEZ CONSEJOS PARA UNA BUENA DIETA

1. Una dieta equilibrada no sólo le garantizará el desarrollo normal y saludable de su bebé, sino que además le evitará trastornos digestivos muy comunes en el embarazo, como las náuseas y la acidez estomacal.

2. Si sus malestares se prolongan más allá del primer trimestre, procure comer un poco varias veces al día, lo cual es mucho más beneficioso que las comidas abundantes seguidas de un ayuno prolongado.

3. Evite el exceso de sal y de condimentos.

4. Procure cocinar platos sencillos, para sacarles el máximo en nutrientes que pudieran perderse tras mucho tiempo de cocción.

5. Este es, precisamente, el motivo por el que no es recomendable hervir las verduras que pueden comerse crudas, porque de esa forma se desaprovechan las vitaminas y minerales que se disuelven en el agua. Para las que requieren cocción, procure conseguir una de esas ollas que sirven para cocinar vegetales al vapor.

6. Acostúmbrese a comer las carnes y pescados a la plancha, evitando los platillos fritos. Las grasas que se emplean para freír se digieren más lentamente, y, además de darle más calorías si está cuidando no subir de peso, pueden ser más difíciles de digerir.

7. Para mejorar el sabor de las comidas, utilice el limón, el aceite de oliva y las hierbas aromáticas como condimento.

8. Los huevos son un magnífico alimento para las embarazadas, siempre que se preparen cocidos y no fritos. Nunca debe ingerirlos crudos, para evitar la posibilidad de contaminación con alguna bacteria como la *Salmonella*. Si los prefiere en forma de tortilla, no se prive de ellos, pero utilice aceite vegetal en lugar de manteca. Debido a la cantidad de colesterol en la yema del huevo, limítese a un máximo de cuatro por semana.

9. Si padece de acidez estomacal agruras, tendrá que reprimir su gusto por las salsas y los alimentos fritos, a menos que decida sufrir las consecuencias.

10. En cuanto a los dulces, procure comer frutas en vez de los postres y alimentos que contienen azúcar refinada. Esto le ayudará no sólo a controlar su peso, sino que además le proporcionará vitaminas, minerales y fibras que necesitan tanto usted como su bebé. Al mismo tiempo estará usando el mejor remedio para combatir el estreñimiento, otro malestar común en el embarazo,

A pesar de lo anterior, no quiere decir que no se puede disfrutar sus tamales, su mole, sus enchiladas, sus quesadillas o sus buñuelos **de vez en cuando**, si le gusta la comida mexicana; o sus empanadas y churrasco con chimichurri, si le apetece comida argentina; o sus pupusas, si prefiere la salvadoreña. Si su preferencia es comida puertorriqueña, quizá le apetezcan el mofongo, los bacalaítos fritos, el lechón asado, las empanadas de jueyes, el adobo y los churros **cada tanto**. Ahora si es de descendencia cubana al oír lechón asado seguramente que también se le hace agua la boca. La comida cubana también tiene sus frituras como los tostones y los maduros, la yuca frita, el choripan, los sándwiches y la ropa vieja, que puede disfrutar comiendo **con moderación**. Puesto que todos estos platos contienen mucha grasa, debe comer una porción pequeña de cualquiera sólo dos a tres veces al mes.

ALGUNAS SUGERENCIAS PARA COMER FUERA DE CASA

- Debe pedir el pollo, el pescado o la carne a la parrilla, sin salsa o con la salsa a un lado. De esta forma usted controla la cantidad.
- Lo mismo se aplica a las ensaladas. El aderezo puede ser sólo limón o vinagre balsámico con un poco de aceite de oliva, u otro aderezo a un lado para que usted controle la cantidad.
- Si va a comer pasta, es mejor que la pida con una salsa de tomate en vez de con crema o queso. Recuerde que la cantidad es importante. Si come pasta, no coma pan, arroz o papas en esa comida también. Por cierto que la papa al horno es muy sana, especialmente si le pone poca crema agria descremada o baja en grasas (o aun mejor, yogur sencillo descremado) y evite el tocino.
- Las verduras crudas o al vapor sin salsas, o con la salsa al lado, le proporcionan fibra, además de vitaminas y un excelente valor nutritivo.

- Las frutas pueden ser el entremés, su plato principal o su postre. Nuevamente las frutas son ricas en fibra, vitaminas y valor nutritivo.
- Recuerde que es importante que incluya proteínas en su dieta. Si le gustan las ensaladas, siempre puede pedirlas con requesón, con yogur sencillo, con pollo o pavo, o con huevo.
- Si le gusta la salsa picante, el ajo o la cebolla, y no le causan agruras ni problemas con la digestión, disfrútelos.
- Evite las cosas demasiado grasosas, especialmente las que contienen manteca en vez de aceite vegetal o de oliva.

LOS BENEFICIOS DEL EJERCICIO

El ejercicio no es sólo bueno para la salud de la embarazada y el bebé, sino que también hace que el parto sea más breve y fácil, disminuyendo el dolor del parto y agilizando la recuperación. El ejercicio moderado y practicado con regularidad reduce el peligro de la diabetes gestacional, de dolores de espalda, calambres en las piernas, venas varicosas y estreñimiento.

Hay mujeres con antecedentes de abortos espontáneos, enfermedades cardíacas, hemorragias u otros problemas, a quienes su médico les prohibirá la mayoría de los ejercicios.

Lo que determina qué ejercicios son buenos para una embarazada son su condición física y su rutina de ejercicio antes de quedar embarazada. Sin embargo, en todos los casos en cierto momento del embarazo tendrá que evitar o reducir ciertos ejercicios. Aunque su condición física sea excelente siempre debe de consultar su médico. No se olvide de prestar atención a lo que dice su cuerpo. Evite el sobrecalentamiento y beba mucho líquido.

UN PLAN PARA COMER FUERA

Si va a un restaurante mexicano, pida un cóctel de camarones o una ensalada de entremés (de nopalitos, por ejemplo) y un jugo de frutas. Así mientras los demás se comen los grasosos «totopos» (o chips) con sus tequilas, usted disfruta de su ensalada (para la que puede pedir tortillas calientitas) y su jugo. Evite los frijoles refritos, pero puede pedir frijoles de olla o sopa de frijoles. Evite los tacos con la tortilla frita, pero disfrute de los tacos con la tortilla suavecita y calientita o de un burrito o de fajitas de pollo.

Previa aprobación de su médico, estos son algunos consejos generales en cuanto al ejercicio durante el embarazo.

- El pulso no debe exceder los 140 latidos por minuto, independientemente del ejercicio que seleccione.
- *Caminar* hasta llegar a un ritmo de tres millas por hora. Camine cada vez que pueda y siempre que no se sienta muy cansada, a un ritmo firme, pero sin apuros. Es ideal caminar por zonas lejanas al tráfico, donde no tenga que estar inhalando los gases tóxicos de los vehículos.
- *Montar bicicleta,* pero sólo hasta el segundo trimestre (después siga en la casa con una estacionaria). En las subidas muy inclinadas, desmóntese de la bicicleta y camine.
- *Aeróbicos,* siempre que sean de muy bajo impacto.
- *La natación* es excelente (se imagina: ¡unos cuantos minutos sin sentir el peso de la barriga!), pero en aguas ni muy frías ni muy calientes. También los ejercicios aeróbicos en la piscina son beneficiosos, pues el agua ofrece a los músculos una resistencia natural y equilibradora de todo su cuerpo.
- El *tenis,* correr, el buceo y los deportes similares sólo deben de hacerse durante el embarazo si usted los ha hecho siempre. Pero se recomienda que consulte con su médico, frecuentemente él o ella recomendarán reducir la frecuencia y, a veces, suspenderlos después del quinto mes.
- Los ejercicios de *yoga,* diseñados especialmente para las embarazadas, han ayudado a muchas a sentirse mejor y a tener partos más fáciles. Se recomienda únicamente bajo la supervisión de un experto y si su médico cree que no hay peligro en ello. Además, el yoga es excelente para el control de la respiración.
- Haga una sesión previa de ejercicios de calentamiento y suspenda el ejercicio en cuanto se sienta cansada o le falte el aire. Los ejercicios de estiramiento, evitando los excesos, son muy buenos.
- Evite el exceso de ejercicio que sobrecaliente su cuerpo, de la misma manera que debe evitar los saunas y los baños calientes.
- Después del cuarto mes no haga ejercicios en los que tenga que acostarse de espaldas sobre el piso, pues esto podría disminuir el flujo de sangre al útero.
- Suspenda el ejercicio si se presentan hemorragias, dolores, mareos, palpitaciones, falta de aire, desmayos u otros síntomas fuera de lo normal.

- Cada cuerpo es diferente y muchas mujeres acostumbradas a hacer ejercicios podrán tal vez seguir haciéndolos sin problemas hasta etapas avanzadas del embarazo. Como no hay un patrón, usted debe seguir los consejos de su médico y prestar atención a lo que le diga su cuerpo. Si se siente cansada o con dolores, no intente superar esa situación con más ejercicio. Cada vez que su cuerpo diga: «Detente, quiero descansar», hágale caso de inmediato.
- El atletismo, el levantamiento de pesas, el tenis, el montar a caballo, el trote (correr) y los ejercicios aeróbicos intensos son menos recomendables para una embarazada.

CÓMO DESARROLLAR UN PROGRAMA DE EJERCICIOS

EJERCICIOS DE CALENTAMIENTO

Antes de iniciar su sesión de ejercicios, se recomienda que prepare su cuerpo con breves movimientos de calentamiento, como estos:

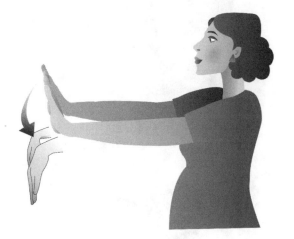

- Con los brazos estirados hacia adelante y los dedos extendidos, doble las manos por las muñecas, hacia arriba y hacia abajo.

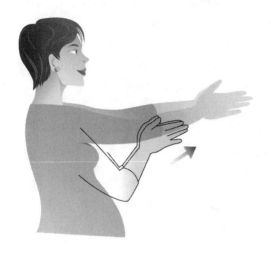

- Coloque los brazos a la altura del pecho, haciendo que se toquen sus manos, y estírelos hacia afuera.

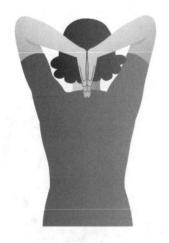

- Llévese las brazos hacia atrás, hacia la parte alta de la espalda, y trate de que se toquen las palmas de sus manos.

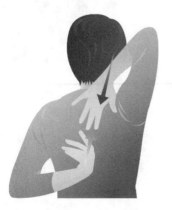

- Levante un brazo, estírelo hacia arriba y dóblelo hacia atrás, de modo que la palma de la mano toque la espalda; baje el otro brazo y dóblelo hacia atrás, de modo que el dorso de la mano toque la espalda; trate de agarrarse los dedos de una mano con los dedos de la otra; invierta la posición de los brazos.

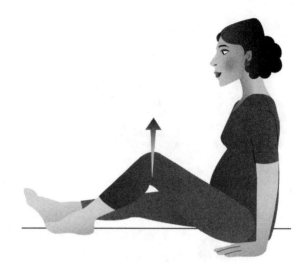

- Sentada en el piso, apoyando sus manos en el piso a sus costados, estire sus piernas y doble alternadamente las rodillas, primero una pierna, luego la otra.

EJERCICIOS PARA LA PELVIS

Estos ayudan a preparar a su cuerpo para el parto y para una recuperación más rápida. Si se continúan después del parto, ayudan a recobrar el tono muscular y a evitar molestias como el no poder retener la orina. La ventaja que tienen es que no es necesario ir a un gimnasio para hacerlos; usted puede realizar estos ejercicios en cualquier momento.

Los ejercicios para la pelvis tienden a fortalecer una serie de músculos que son los que sostienen a los intestinos, la vejiga y el útero, que jugarán un papel básico en el momento del parto y que, por lo tanto, deben estar en las mejores condiciones físicas posibles. Pruebe a hacerlos mientras ve su programa de televisión favorito, sentada en su automóvil cuando se detiene en los semáforos, arreglando su casa, y ¡hasta haciendo el amor! Verá con sorpresa que también le ayudarán a aumentar el placer sexual.

Estos ejercicios son más importantes aun si se tiene en cuenta que durante el embarazo esos músculos alrededor del abdomen y la pelvis se ablandan y se estiran, además de que se debilitan por tener que estar sosteniendo el peso del bebé. Un síntoma de la pérdida de fuerza en esos músculos es la incontinencia urinaria, o sea, la salida involuntaria de un poquito de orina con ciertas actividades como correr, toser y hasta reírse fuerte.

Por eso es importantísimo fortalecer esa zona muscular con ejercicios como estos:

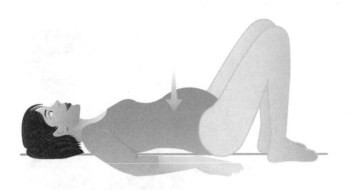

● Acuéstese boca arriba, sobre su espalda, con las rodillas dobladas y la planta de los pies sobre el piso. Apriete los músculos de la zona pélvica como si estuviera tratando de que no saliera la orina. Imagínese que usted está tratando de hacer que ese chorrito que quiere salir vuelva hacia adentro, apretando y jalando hacia su interior esos músculos; deténgase de vez en cuando, pero sin soltar la presión, y luego vuelva a jalar hacia adentro. Haga este ejercicio diez veces seguidas, mínimo tres veces al día, manteniendo la presión final durante unos segundos; luego, suelte lentamente. Inclusive puede hacer este ejercicio sentada, aunque, naturalmente, acostada es más completo.

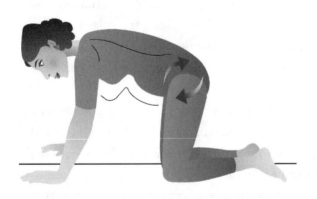

● Póngase en *cuatro patas* sobre el piso, con las palmas de las manos y las rodillas tocando el piso y la espalda lo más recta posible. Es conveniente que al principio haya alguien a su lado para que le corrija la postura, o que se mire usted misma en un espejo. Jale hacia adentro los músculos de su vientre, apretando los de las caderas, al tiempo que intenta llevar la pelvis hacia delante. En este ejercicio es importante que mantenga un buen ritmo de respiración, exhalando cada vez que lleva la pelvis hacia delante (e inhalando cuando la vuelve hacia atrás). Mantenga la pelvis lo más adelante posible durante unos segundos (la espalda se va a curvar ligeramente hacia arriba) y luego, después de soltar el aire que estaba aguantando, regrese la pelvis a su posición inicial al tiempo que inspira. Es como si estuviera meciendo la pelvis hacia delante y hacia atrás, como un péndulo. Hágalo mínimo tres veces al día.

EJERCICIOS PARA LA POSTURA

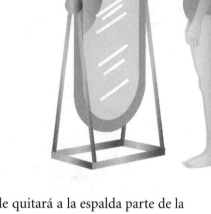

- Los dolores de espalda son muy frecuentes en las embarazadas, especialmente durante los últimos meses, debido a que en esa etapa el feto alcanza su mayor peso. Por lo tanto, los ejercicios que la obligan a enderezar la espalda, de pie o acostada, le harán sentirse más cómoda y le aliviarán los calambres causados por el peso de la barriga.

- Párese frente a un espejo de cuerpo entero y examine, antes de que la barriga le crezca demasiado, cuál es su postura normal. Estúdiela bien y cada cinco o seis días vuelva a pararse frente el espejo y corrija la postura. Esté consciente de tener siempre la espalda derecha, pues así el peso del bebé estará compartido por muslos, caderas y estómago y le quitará a la espalda parte de la carga, lo que le disminuiría dolores en esa zona.

EJERCICIOS PARA LAS PIERNAS

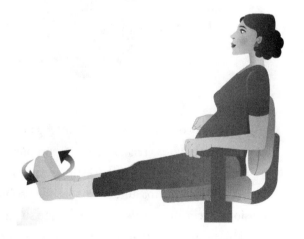

- Los calambres en las piernas son una de las molestias más comunes en las embarazadas; ocurren sobre todo durante la noche, causando dificultad para dormir. Se trata de un problema circulatorio que puede aliviarse con ejercicios de rotación de los pies, tan sencillos que usted puede realizarlos sentada, aun estando en la oficina. Sentada, flexione sus pies hacia usted y estire sus piernas suavemente. Con sus pies flexionados hacia usted rótelos hacia afuera, hacia abajo, hacia adentro y hacia arriba y repita el movimiento al revés hacia adentro, abajo, afuera y arriba. Repita estas rotaciones de tres a cinco veces.

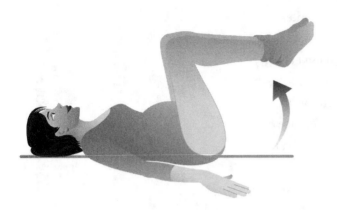

- También para aliviar los calambres, levante las piernas lentamente mientras está acostada, con las rodillas dobladas y las plantas de los pies apoyadas en la cama o el piso.

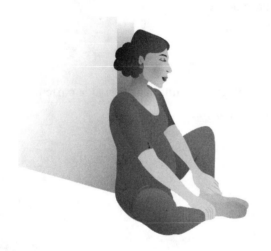

- Para ayudar a hacer sus muslos y su pelvis más flexibles, y para fortalecer la espalda siéntese en el piso, en una superficie suave (le resultará más fácil si coloca una almohada debajo de cada pierna). Con la espalda lo más recta posible, doble sus piernas hacia adentro, colocando los pies, planta contra planta, frente a su pelvis; ayude, con sus manos agarrando los tobillos, a mantener la posición. Si le es más fácil, apoye la espalda contra una pared. Mantenga esta postura durante un minuto, o al menos treinta segundos (relajando el cuerpo por uno o dos minutos y repita esta postura, unas cinco veces). Si quiere estirarse aun más, mientras sostiene los tobillos con las manos, coloque los antebrazos o codos sobre la parte interior de sus muslos y presione hacia abajo, solo si quisiera que sus muslos tocaran el piso. Mantenga la posición durante veinticinco segundos (si puede más) y repita varias veces al día.

- Otro ejercicio similar, que también contribuye a aumentar la flexibilidad en el área de la pelvis y a que sus piernas estén preparadas para abrirse sin dificultad en el momento del parto, consiste en, a partir de la posición sentada anterior, cruzar las piernas una debajo de la otra, cambiando de vez en cuando el cruce y manteniendo la posición durante medio minuto. Repita de cinco a diez veces al día.

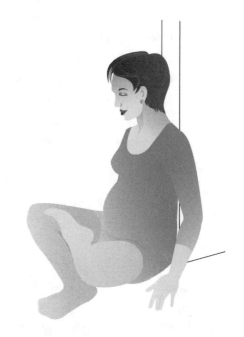

- Un ejercicio popular para las piernas (pero también para la pelvis y la espalda) es acuclillarse. Sosténgase de algo firme y trate de ir acuclillándose poco a poco. Si le es difícil, al principio haga sólo media cuclilla, es decir, ponga una pierna delante de la otra y acuclíllese sólo en la pierna que dejó detrás, mientras la otra queda con la planta del pie

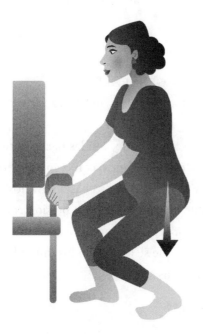

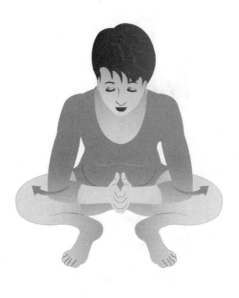

sobre el piso. Levántese poco a poco y cambie de pierna. En la cuclilla completa recuerde mantener su espalda recta y abrir las piernas hacia afuera al doblarlas y bajar el cuerpo. Si tiene suficiente fuerza, haga la cuclilla sin sostenerse, abra las piernas y dirija las puntas de los pies hacia fuera ligeramente; acuclíllese y cuando llegue a una posición cómoda, estire hacia fuera las piernas dobladas, empujándolas con sus codos desde la parte interior de los muslos, a la altura de las rodillas (una las manos en posición de plegaria). Mientras más tiempo se mantenga así, más beneficio obtendrá, siempre y cuando no se fatigue ni sienta dolor.

EJERCICIOS PARA EL ABDOMEN

- ¡Son la única solución si desea volver a lucir un bikini después de tener a su bebé!

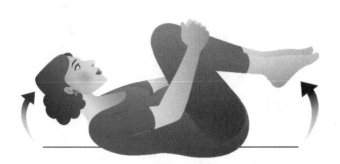

Fundamentalmente consisten en levantar la cabeza del piso o la cama, mientras permanece acostada con las rodillas dobladas. También, en la misma posición, puede tomarse las rodillas con las manos y levantar la cabeza y los hombros exhalando el aire.

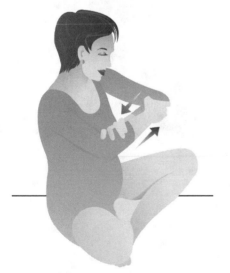

EJERCICIOS GENERALES
(Para hacer todos los días, unas diez veces cada uno.)

- Sentada sobre el piso, con las piernas cruzadas, agárrese cada antebrazo con la mano del otro brazo y levante los codos hasta llevarlos a la altura de los hombros. Haga presión con cada mano sobre el codo que tiene agarrado hasta que sienta que se tensionan los músculos de debajo de sus senos.

- De pie, con la espalda recta y aga-
  rrada a algo que le sirva de apoyo,
  levante una de sus piernas, recta,
  tan alto como le sea cómodamente posible. No doble la otra
  pierna. Mueva la pierna hacia
  atrás y como un péndulo. Hágalo
  con la otra pierna.

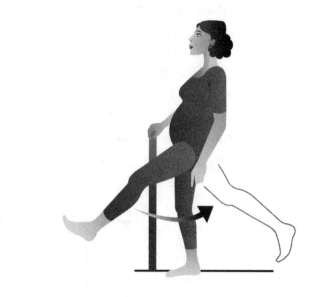

- Acuéstese de espaldas sobre el
  piso, con los brazos a los lados
  del cuerpo. Lleve los pies hacia
  atrás, de manera que la espalda se
  levante del piso y las caderas queden en el aire, con las rodillas
  dobladas, las piernas ligeramente
  separadas y las plantas de los pies
  sobre el piso. Mueva la pelvis hacia
  delante y hacia atrás, aguantando
  unos cuantos segundos en cada
  posición. Respire rítmicamente.

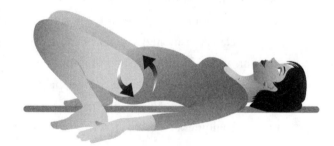

- Sentada en una silla, con la espalda
  recta y las manos sobre los muslos, lleve la cabeza a un lado y a
  otro, como tratando de tocar la
  oreja con el hombro (sin elevar el
  hombro). Luego, vuelva la cabeza,
  haciendo girar el cuello, hacia un
  lado y hacia otro; también gire el
  cuello haciendo círculos en
  ambas direcciones y, después,
  haga círculos con los hombros,
  hacia delante y hacia atrás.

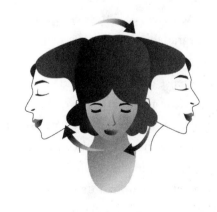

- Todos estos movimientos deben hacerse lentamente y manteniendo un ritmo en la respiración, manteniendo la cabeza durante unos segundos en las diversas posiciones en que la ha colocado.
- También sentada, coloque los talones sobre el piso y vuelva los dedos pequeños de los pies hacia abajo mientras estira el dedo gordo hacia arriba. Haga el movimiento contrario.
- Sentada, coloque los talones sobre el piso y haga círculos con los pies en ambas direcciones, girando con los tobillos hacia afuera y hacia dentro.

EJERCICIOS DE RELAJACIÓN

Aprender a relajarse tanto física como mentalmente, no sólo le servirá para soportar cualquier malestar durante los nueve meses, sino también le hará llegar al parto más preparada para enfrentarlo. Lo más importante al hacer estos ejercicios es que usted escoja la posición que le resulte más cómoda. ¡Muchas embarazadas alcanzan tal grado de relajación con estos ejercicios, que a veces se duermen antes de terminar de hacerlos!

La relajación mental y la física van mano a mano, ya que su cuerpo y su mente forman un todo. Es difícil relajar sus músculos si no está relajada mentalmente; por otra parte, si usted logra relajar su cuerpo, habrá dado un gran paso hacia la relajación de su mente. Hay embarazadas a quienes les es más fácil relajar el cuerpo primero, y a otras la mente. Cualquiera de estos ejercicios que pruebe, verá cuánto le van a ayudar:

RELAJACIÓN MENTAL

- Acuéstese a siéntese en un sitio tranquilo, sin ruidos, que esté a una temperatura agradable y sin mucha luz. Si lo desea, puede poner una música melódica, suave y relajante.
- Piense que no tiene nada que hacer en los próximos quince minutos, que no tiene que ir a ningún lugar, que todo su mundo e intereses se concentrarán en las sensaciones agradables que va a experimentar.
- Cierre sus ojos y concentre sus pensamientos en el ritmo de su respiración, que debe ser lenta y profunda, pero sin esfuerzo.
- Trate de eliminar de su mente cualquier idea que no sea la de que se encuentra allí en ese momento; la ayudará imaginarse cómo el aire entra y sale lentamente de sus vías respiratorias.

- Trate de pensar en cosas agradables: paisajes hermosos, que haya visitado o imaginado, experiencias agradables (pero no excitantes). Imágenes relajantes son el mar, un arroyo tranquilo, el cielo con nubes, un valle visto desde lo alto, una catarata de agua, etc.
- Si se le atraviesa algún pensamiento negativo, imponga sobre esa idea la imagen de algo agradable. Por ejemplo, en cuanta le venga la idea negativa, imagine un enorme letrero en azul claro que diga: «PAZ» o «AMOR», «HIJO» o el nombre que le piensa dar a su bebé.
- Siga el ritmo de su respiración y concéntrese en ella. Vaya revisando con su mente todos los rincones de su cuerpo y asegúrese de que no hay músculos tensos. Haga estos ejercicios en días alternos durante quince minutos.

RELAJACIÓN FÍSICA

- Acuéstese o siéntese cómodamente donde nadie la moleste. Cierre los ojos y relájese un poco mentalmente siguiendo la técnica anterior.
- Coloque la atención de su mente en su mano derecha.
- Sin moverla de su sitio. Contraiga los músculos de esa mano, apretándola ligeramente.
- De improviso, suelte los músculos y déjelos que se relajen, tal vez moviendo la mano ligeramente para aflojar la tensión que antes había creado.
- Imagine que esa mano está ahora muy, muy pesada y que la siente caliente.
- Imagine que la mano se hunde levemente en la superficie sobre la que la tiene apoyada.
- Haga lo mismo con el antebrazo, el brazo, el hombro, el cuello, el rostro, los pies, las piernas, los muslos, las caderas y la pelvis, y así hasta recorrer toda la parte derecha de su cuerpo.
- Lleve a cabo este mismo proceso con el lado izquierdo del cuerpo, llevando siempre un ritmo de respiración tranquilo y fijo.

LUCÍA MÉNDEZ

actriz (Señora Tentación, Marielena, El extraño retorno de Diana Salazar, Tres veces Sofía, Golpe bajo) y cantante

Estar embarazada es una sensación bien especial. En mi caso, yo sentía que el bebé iba a ser tal como es ahora mi hijo Pedro Antonio; sabía, no sé por qué, antes de hacerme el ultrasonido, que era hombre y que su personalidad iba a ser, desde un principio, fuerte. Sentía que física y moralmente estaba compartiendo con mi hijo el espíritu.

Creí poder hacer un parto natural, pero nunca pensé que doliese tanto tener un hijo, así que fui cobarde y pedí que me hicieran cesárea.

Desde luego que hice dieta y ejercicios durante todo el embarazo, por eso sólo subí nueve kilos en todo el proceso, lo que me ayudó a no sentirme pesada y a recuperarme rápidamente.

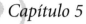

Capítulo 5

MALESTARES
DEL EMBARAZO

Al estar embarazada su cuerpo está experimentando muchos cambios. Estos cambios que se manifiestan de varias maneras, tanto física como psicológicamente, a veces pueden producir malestares. Aunque es común sentir algunas de las molestias que describiré a continuación, es importante que las comparta con su médico durante sus visitas, o que le llame si son severas. Ya que todas somos diferentes, los malestares pueden variar de mes a mes y de mujer a mujer.

FÍSICOS

MALESTARES GENERALES
Cansancio y sueño

Es de las primeras cosas que notará, es más común durante los primeros meses y hacia el final del embarazo. De hecho sería raro que no se sintiera cansada, ya que su cuerpo está trabajando activamente; tanto que se ha comparado el embarazo con el esfuerzo que requiere escalar una montaña. Su cuerpo está ocupadísimo fabricando la placenta, el órgano protector que se encargará de nutrir al bebé.

Procure descansar cuando le sea posible. Así le dará oportunidad a su cuerpo para que se recupere. Obviamente sin exageración; aunque parezca extraño, a veces entre más se descansa más cansada se siente. Si este es su primer bebé, ¡aproveche la soledad para dormir ahora lo que no podrá por mucho tiempo una vez nazca el bebé! Acuéstese más temprano, y si quiere, tome siestas durante el día. Tómelo con calma.

Pero no se olvide de hacer ejercicio, como los que le recomendé antes; al menos camine algunas cuadras diariamente. Si su cansancio es extremo, podría estar anémica, o sea que su cuenta de glóbulos rojos esta baja. En este caso, su doctor podría darle tratamiento.

Mareos y desmayos

Les suceden a algunas mujeres y a otras no. Se presentan cuando hay disminución en el flujo de sangre en el cerebro, que disminuye la cantidad de oxígeno temporalmente. Puede deberse a que el útero está usando mucha más sangre que de costumbre o que la sangre tarda más en subir al cerebro por ejemplo, cuando se levanta muy rápidamente de una silla o de su cama (para abrir la puerta, para contestar el teléfono, etc.).

También pueden suceder si está de pie durante mucho tiempo, especialmente en lugares calurosos y en donde haya muchas personas. Por ejemplo, mientras se hace la cola en el supermercado. ¿Ha visto cómo en todas las películas de los años cuarenta se sabía que las señoras estaban esperando porque se desmayaban? Sin embargo, según los expertos, los guionistas de Hollywood no estaban muy bien informados. El cansancio y los mareos son mejores indicadores de un embarazo que los desmayos. Si siente mareo o como si se fuera a desmayar, siéntese y ponga su cabeza entre sus rodillas, o acuéstese con los pies elevados por arriba de la cabeza. Si sufre un desmayo, llame a su médico ese mismo día.

También puede deberse a un nivel de azúcar bajo en la sangre. Para ello se recomienda no pasar muchas horas sin comer (incluya pequeños tentempiés o bocadillos entre comidas). Por ejemplo, lleve siempre consigo una cajita de uvas pasas o pasitas, alguna fruta, galletas de soda o pan para cuando le entre un poquito de hambre.

Malestar matutino

Las «infames» náuseas y vómitos de algunas embarazadas ocurren especialmente durante los primeros tres meses; y aunque se les llama malestar matutino, pueden ocurrir a cualquier hora del día.

Son normales, les suceden a la mitad de las embarazadas. Se cree que pueden deberse a los cambios hormonales. El cansancio puede contribuir a que las náuseas sean más severas.

Para tratar de prevenirlos o aliviarlos evite comer mucho de un jalón. Seleccione alimentos con un alto contenido de proteínas y carbohidratos tales como panes de granos enteros, cereales, lentejas, frijoles, papas asadas o al horno con la cáscara, quesos y leche. Evite ver, oler y probar alimentos, perfumes, pastas dentales, o cualquier cosa que le provoque náuseas.

Lo mejor cuando se presentan es relajarse, pensar en que se irán solos así como vinieron. Evite tomar medicamentos, a menos que se los indique su médico. Se calcula que sólo unas 7 de cada 2,000 embarazadas sufren de náuseas tan severas que hay que recurrir a tratamientos médicos.

MITO: UN SUSTO PUEDE HACER QUE DÉ A LUZ DE INMEDIATO

Si esto fuera cierto el número de mujeres que alquilarían películas de terror en el último mes del embarazo sería altísimo. De hecho las tiendas tendrían una sección de «videos para dar a luz en las siguientes veinticuatro horas».

Contracciones

Algunas mujeres sienten contracciones conocidas como contracciones de Braxton Hicks, al inicio del embarazo (a los cuatro meses), pero la mayoría las notan a los siete u ocho. Se deben a que los músculos del útero están «ensayando» para cuando tengan que entrar en acción.

Se sienten como espasmos del útero que no son necesariamente dolorosos, pero pueden ser incómodos. Por lo general duran unos treinta segundos, aunque algunas veces alcanzan hasta dos minutos. A medida que su embarazo se aproxima al final, las contracciones aumentan en frecuencia y a veces llegan a ser dolorosas.

Cambiar de posición, ya sea caminando o recostándose, podría hacerlas menos incómodas. Si las contracciones son muy frecuentes (digamos, más de cuatro por hora) y se acompañan de dolor en la espalda o en la pelvis y el estómago, llame a su médico, porque podría estar entrando en trabajo de parto prematuro.

DOLORES

Dolor de cabeza

Más frecuente en el primer trimestre, hay mujeres que lo sienten a lo largo de todo el embarazo. Hay muchas causas, entre ellas congestión nasal, cansancio, abstinencia de cafeína y ansiedad. Los dolores de cabeza, aunque molestos, son normales, salvo si nota que el dolor es punzante, severo o que le afecta la vista. Los dolores severos, especialmente al final del embarazo, podrían tratarse de preeclampsia. Llame a su médico en caso de dolores severos.

Para combatirlos o aliviarlos, procure relajarse y descansar. Pruebe ponerse compresas húmedas calientes sobre los ojos y la frente; y pregúntele a su médico si puede tomar una pequeña dosis de Acetaminofén (Tylenol, Datril, etc.).

Dolor de espalda

Por lo general, ocurre a mediados y a finales del embarazo. Como la forma y el equilibrio de su cuerpo van cambiando poco a poco, a medida que avanzan los meses, usted se para y se sienta de una forma diferente. Estas nuevas posiciones de sus huesos, sus músculos y su cuerpo en general le pueden ocasionar tensión muscular.

Alrededor de los ocho meses, el bebé puede presionar contra su espina dorsal, ocasionando dolores o «pinchazos» en la parte baja de la espalda se pueden «radiar a una o ambas piernas y llegar hasta el pies».

Algunos consejos para prevenir o aliviar el dolor de espalda incluyen los siguientes:

- Haga todo lo posible por mantener siempre una buena postura (vea en el capítulo anterior, algunos consejos sobre ejercicios para la postura). A pesar de que el aumento del vientre la haga propensa a echar la cabeza y los hombros hacia atrás, intente siempre mantener la columna recta, perpendicular al piso; en este esfuerzo la ayudará el contraer los músculos de las caderas y del abdomen.
- Cuando se siente, trate siempre de mantener los pies en alto y la columna recta; siéntese derecha y manténgala siempre recta (sería útil colocar un pequeño cojincito de apoyo en la parte baja de la espalda).
- Evite todo tipo de esfuerzos: por ejemplo, no se agache a recoger algo doblando la cintura, debe flexionar las rodillas para acercarse al piso.
- Seleccione sillas con respaldos rectos y coloque un cojín en la parte baja de la espalda si la silla donde se sienta tiende a «hundirse».

- Descanse acostada boca arriba en colchones firmes y dése masajes suaves.
- Para aliviar el dolor en la parte superior de la espalda, mueva la cabeza en círculos y haga girar los hombros (ver en el capítulo 4, los beneficios del ejercicio).
- Y tal vez o más importante: evite aumentar excesivamente de peso.

Dolor abdominal

Desde la mitad hasta el fin de su embarazo podrá sentir dolores a los lados de la pelvis. Lo que sucede es que los músculos y ligamentos de su cuerpo que sostienen el útero se están estirando. Los sentirá especialmente cuando se esté levantando de su cama o de una silla, o cuando tosa.

No debe preocuparse mientras el dolor sea leve, no sea constante, no se acompañe de flujo vaginal, fiebre, sangrado u otros síntomas. Un dolor en la parte baja del vientre puede deberse, por ejemplo, a una infección en la vejiga. Es importante mencionar cualquier síntoma a su médico. Si nota dolor en el abdomen, cambie de posición, trate de dormir de lado o pruebe ponerse una bolsa de agua caliente, envuelta en una toalla. Si es severo o si persiste, consulte a su médico.

Dolores en los huesos y las articulaciones

Durante el embarazo las articulaciones se vuelven menos sólidas, por lo que resulta normal que, de improviso, sus rodillas se doblen, o se le tuerzan los tobillos. A medida que avanza el embarazo también se dilata la caja torácica, por lo que puede experimentar punzadas en las costillas en forma súbita y pasajera. Esto se debe a la presión del útero contra las costillas.

Por estas razones se recomienda que durante su embarazo use zapatos de tacón bajo, camine con calma ¡y vea dónde pone los pies! Si siente dolor en las costillas, trate de acostarse derecha o de estar de pie, o bien sentada, muy derecha. El mantenimiento de una buena postura también significa un mayor espacio para el bebé que lleva en su vientre.

LA VISTA

Es posible que durante el embarazo se produzcan trastornos de la vista o que, sobre todo, empeoren los problemas que ya existan (en especial, los de miopía). A veces se hace muy molesto para las embarazadas el uso de lentes de contacto; en ese caso, los oftalmólogos recomiendan el uso de espejuelos, al menos temporalmente.

LA BOCA

Caries dentales

Si tiene caries es importante que se las trate. La anestesia local no le afectará al bebé y una infección en un diente puede ser peor. Evite radiografías durante el embarazo, pero asegúrese de hacerse un examen y limpieza dental antes o durante el embarazo.

Debido a la alta concentración de hormonas durante el embarazo, las encías están más propensas a inflamarse y a sangrar. La mejor forma de prevenir problemas dentales es cepillándose los dientes mínimo dos veces al día.

Exceso de saliva

Es otro síntoma común del embarazo. Aunque se desconoce la causa, se sabe que es una molestia inofensiva que habitualmente desaparece después de los primeros tres meses. Al parecer es más común en las embarazadas que también padecen de náusea matutina.

LA PIEL

Erupciones

Ocasionalmente durante el embarazo pueden aparecer erupciones en la piel, especialmente en áreas poco ventiladas donde tiende a haber más sudoración; a veces, pueden causar escozor. Mantenga esas zonas secas con polvos de talco o de almidón de maíz (maicena), o use loción de calamina.

Manchas y decoloración

Pocas mujeres se escapan de algún cambio en la piel durante el embarazo y se debe el alto nivel de hormonas en el cuerpo. Frecuentemente estas manchas desaparecen después de dar a luz. Por ejemplo, algunas mujeres notan manchas en la nariz, las mejillas y la frente, que pueden ser más o menos visibles y forman una máscara parecida a la cara de un mapache. Frecuentemente hay oscurecimiento de los pezones y de la piel a su alrededor, o de la piel en el interior de los muslos, y puede aparecerse una línea que baja desde el ombligo hasta la zona del pubis.

Evite exponerse al sol por largos períodos de tiempo, porque esto aumentará la intensidad de las manchas (además de que los rayos solares en exceso no son aconsejables para nadie). Si lo hace, aplíquese un bloqueador solar de por lo menos 15 grados de protección (15 SPF) y use un sombrero.

Estrías

Las estrías, esas marcas rosáceas o rojizas alargadas que se producen en la piel de los senos, el abdomen y las caderas que se deben al estiramiento de la piel, son el terror de las mujeres que frecuentan la playa o la piscina y, desafortunadamente, les sucede a un 90 por ciento de las embarazadas.

Las mujeres que heredaron una piel cuya calidad la hace más elástica que otras, tienen suerte ya que pueden tener muchos hijos sin nunca ver una estría en su cuerpo. Pero ellas son la excepción.

Por lo general no hay crema, loción o aceite, no importa qué tan caro sea, que evite la formación de las estrías en un cien por ciento, aunque el masaje con manteca de cacao pueda ayudar esto no significa que las cremas no sean buenas para mantener la piel lubricada. Después del parto las estrías se convierten en una delgada línea de color pálido que es menos visible.

También es importante evitar subir excesivamente de peso.

MITO: SI SE UNTA ACEITE EN EL VIENTRE DOS VECES AL DÍA, NO SALEN ESTRÍAS (LAS RAYAS POR ESTIRAMIENTO DE LA PIEL)

Aunque es cierto que aplicar crema o aceite diariamente puede ayudar a mantener a la piel en mejores condiciones y a disminuir las posibilidades de desarrollar las estrías, hay otros factores que contribuyen. Por ejemplo la rapidez con que se sube de peso, entre mayor sea el aumento y entre más rápido se suba, mayor el riesgo de la formación de estrías. El factor genético que determina la elasticidad de la piel también es importante.

Acné

Durante estos meses las hormonas de su cuerpo hacen que su piel secrete más aceites. De ahí la apariencia «radiante» de muchas mamás, especialmente aquellas con piel seca que se benefician con estos cambios. No obstante, las mujeres con piel grasosa pueden desarrollar un acné como el que aparece días antes de la menstruación. Lo bueno es que la piel regresa a su normalidad después del parto.

OTROS TRASTORNOS

Otros síntomas comunes que se consideran normales, que no requieren de tratamiento y que desaparecen después del parto incluyen los siguientes:

- Picazón en las palmas de las manos y las plantas de los pies, con sin enrojecimiento de la piel.

- Fragilidad de las uñas con tendencia a que se rompan.

- Parches azulosos en las piernas cuando siente frío.

EL APARATO DIGESTIVO

Acidez, agruras o indigestión

Puede notarlos de mediados del embarazo hasta el final. A medida que va creciendo el útero, empuja al estómago hacia arriba, lo cual hace que los ácidos del estómago suban también. Además durante el embarazo, el sistema digestivo normalmente trabaja con más lentitud. Para prevenir o mejorar estos problemas se recomienda lo siguiente:

- Coma pequeñas cantidades de alimentos nutritivos varias veces al día en lugar de tres comidas grandes.

- Evite el exceso de condimentos y de comidas fritas.

- No fume (por esta y por muchas razones más).

- Relájese y duerma con una almohada que le eleve la cabeza unas seis pulgadas.

- Evite usar ropa apretada en general, y especialmente en la cintura.

- Evite acostarse o hacer ejercicio inmediatamente después de comer.

- Procure evitar el bicarbonato de sodio porque contiene mucha sal y la hará retener líquidos.

- Consulte a su médico para que le recomiende una medicina de ser necesario.

Gases

Precisamente debido a que el intestino está más perezoso, es más difícil sacar el aire que se traga o se produce durante la digestión de ciertos alimentos como frijoles, cebollas y comidas fritas. Muchas madres se preocupan de que la presión de su incómodo e inflado vientre vaya a molestar al bebé. Tranquila… a la única que le molesta esto es a usted. El bebé esta cómodo y contento, protegido por el líquido que lo rodea, y totalmente ajeno a los sacrificios que usted está haciendo por él. Las recomendaciones para disminuir los gases incluyen:

- Evite comer mucho en cada comida.

- Mastique bien y no trague los alimentos en pedazos grandes.

- Coma con calma y evite los alimentos que le causen gases: frituras, frijoles, lentejas, garbanzos, repollo y brócoli, entre otros.

Estreñimiento

Muy común de la mitad del embarazo en adelante. Por un lado, a medida que su útero crece, va ocupando el espacio que le corresponde al sistema digestivo. Por otro lado, las hormonas hacen que su movimiento intestinal sea más lento.

Esto no quiere decir que usted tenga que aguantarse y sufrir. Hay varias cosas que puede hacer:

- Coma mucha fibra (frutas y vegetales frescos crudos y con la cáscara; cereales de grano entero, panes de centeno, legumbres, frutas secas tales como ciruelas negras y duraznos deshidratados).

- Tome muchísimos líquidos, especialmente agua y jugos de frutas y vegetales, entre los cuales se destaca el jugo de ciruelas pasas. Un viejo remedio casero es tomar una cucharadita de aceite de oliva antes de las comidas o (según me han dicho algunas pacientes) hacer una infusión de flores de saúco (en inglés: elder). No existe ningún estudio científico que corrobore esto último.

- Haga ejercicio diariamente, por ejemplo, camine.

- Evite tomar laxantes; estos irritan el intestino.

Hemorroides

Otra de las incomodidades causadas por el crecimiento del útero y el aumento en el flujo de sangre hacia la vagina y el recto, son las hemorroides. El estreñimiento no ayuda, ya que el esfuerzo para ir al baño aumenta la presión y contribuye al debilitamiento de las venas del ano. Las hemorroides son várices en el área del ano y del recto. No descuide este problema.

Lo primero que debe hacer es evitar el estreñimiento. Use algodón con agua tibia o agua corriente y jabón para limpiarse después de la evacuación. El uso de una pomada especial recetada por su médico, o el aplicarse un pañuelo con cubitos de hielo, le aliviará las molestias temporalmente. Practique los ejercicios de Kegel, que consisten en apretar los músculos de esa área, como si se tratara de parar el chorro de orina por diez a treinta segundos y reléjese, para repetir de nuevo. Haga unas cincuenta repeticiones en el transcurso del día. Eso ayuda a fortalecer los músculos de la vagina y del ano.

Antojos y rechazos de ciertos alimentos

Tradicionalmente se ha dicho que si la madre no satisface sus deseos repentinos de comer un determinado alimento, el niño nacerá con una mancha que por su forma indica cuál fue el alimento que se le antojó a la mamá y que no comió. Ahora se sabe que nada de esto es cierto, y que las manchas con las que nacen algunos niños se deben a otra causa.

Lo que sí es cierto es que las embarazadas tienden a tener antojos por ciertos alimentos y rechazo por otros. La causa real se desconoce, se cree que puede deberse a cambios hormonales, a una deficiencia alimenticia que el cuerpo trata de balancear, a la necesidad emocional de sentirse consentida en una etapa de mucha inseguridad como es el embarazo en fin. La causa real se desconoce. Yo he tenido parejas en donde el papá ha tenido antojos antes que su esposa supiera que estaba embarazada, que, según me dicen, empezaron coincidiendo con la supuesta fecha de la concepción y desaparecieron después del parto.

Sea cual fuere la causa, todos los expertos coinciden en que el mejor «tratamiento» para los antojos, si se puede, es satisfacerlos, y para los rechazos la solución es no obligar a la futura mamá a comer lo que no desea.

LAS VÍAS RESPIRATORIAS
Falta de aire

Mientras el bebé está en la parte de arriba del útero, a sea desde la mitad del embarazo hasta mediados del noveno mes, usted sentirá que por más fuerte que respire, siempre le falta el aire. Esto sucede porque el bebé está oprimiendo los pulmones y ejerciendo presión sobre el diafragma, lo cual no quiere decir que usted o su bebé no estén recibiendo suficiente oxígeno.

Si siente falta de aire, pruebe el siguiente ejercicio: levante los brazos sobre la cabeza y estírelos hacia arriba; respire lenta y profundamente y contenga la respiración unos cuatro segundos; luego, suelte el aire lentamente. Haga las cosas con calma, y tómese su tiempo. Mejor llegar tarde… que llegar sin aire.

Si nota dificultad repentina o progresiva para respirar, si nota que sus labios se ven azules o si tiene dolor de pecho, vaya a una sala de emergencias de inmediato.

Asma

Si usted es asmática y está bajo supervisión médica, no tiene que preocuparse demasiado por su embarazo. Ahora bien, aunque el asma tiene un efecto mínimo en el embarazo, este sí puede afectar a la mamá con asma. Dependiendo de su caso personal, su asma podría mejorar, empeorar o permanecer igual. De todas maneras, es importante que la embarazada asmática se cuide aun más, prestándole atención especial a los factores ambientales que usted sabe que le producen la alergia seguida por el ahogo, o sea el ataque de asma (i.e., polvo, mohos, gatos o perros, perfumes, el humo del cigarrillo, etc.). No fume por nada del mundo. Procure evitar que le den gripes. Pregúntele a su médico si debe de aplicarse la vacuna contra la influenza. Si le da un ataque de asma, use de inmediato su inhalador. En este caso la falta de oxígeno por un ataque de asma es más peligroso que no usar medicinas.

LA CIRCULACIÓN
Hemorragia y congestión nasal

Al igual que en muchas otras partes del cuerpo, el aumento en el flujo de sangre llena las membranas mucosas de la nariz de tal manera que se hinchan. Este síntoma podría empeorar y no cesar hasta que nazca el bebé. Si usted vive en un clima donde hace mucho frío, el aire seco y caliente de los calentadores en invierno podría empeorar la molestia. El uso de un poquito de vaselina en el interior de las fosas nasales diariamente antes de acostarse, podría ayudar a evitar la resequedad. Evite sonarse la nariz con mucha fuerza. Si presenta sangrado por la nariz, detenga la hemorragia apretándosela durante unos minutos. El aplicarse un pañuelo empapado con agua helada también le puede ayudar.

Venas varicosas (várices)

De la misma manera que con las venas del recto, las paredes de las venas de las piernas tienden a relajarse y a ceder ante el torrente sanguíneo. Entonces, comienzan a abultarse y a hacerse visibles a través de la piel. Al final del embarazo podrían dilatarse aun más. Su riesgo de desarrollar várices es mayor si tiene antecedentes familiares o si tiene sobrepeso. Para prevenirlas se recomienda:

- Evite estar de pie por períodos prolongados, especialmente si no camina.
- Evite cruzar las piernas al sentarse.
- Evite permanecer sentada en la misma posición por períodos prolongados.
- Evite comer mucha sal, porque le ocasionará retención de líquidos.
- Use medias elásticas, disponibles en tiendas de maternidad, que ayudan a que circule la sangre de las piernas en contra de la gravedad.
- Haga ejercicio todos los días (por ejemplo, camine durante treinta minutos o más); esto estimula la circulación.
- Eleve sus piernas cuando esté sentada o acostada.

Presión alta

Aunque muy pocas mujeres tienen presión alta durante el embarazo, esta tiende a elevarse hacia el séptimo mes. Muchas veces sucede que usted está nerviosa cuando llega el momento de su cita médica, y su presión está alta. Si usted padecía de presión alta antes de embarazarse, debe de hablar con su médico para asegurarse de que la medicina que está tomando no afectará al bebé. Pero, muy importante, si padece de presión alta y estaba tomando medicina para su control, no la suspenda sin consultar a su médico. Eso podría causarle problemas a usted y a su bebé.

Ahora bien, si usted sube mucho de peso súbitamente (más de tres libras en una semana después del sexto mes), y se le hinchan las manos y la cara, consulte a su médico; esto podría ser síntoma de preeclampsia, una grave condición que pone en peligro la vida de la madre (vea el capítulo 3, preeclampsia y toxemia).

LAS EXTREMIDADES

Calambres

Los calambres en las piernas son frecuentes, especialmente durante los últimos tres meses del embarazo. Se pueden deber a cambios en el metabolismo del calcio o a cambios circulatorios en los músculos. Si le da un calambre en la pantorrilla, tenga en cuenta estas sugerencias:

- Estire la pierna hacia adelante con el talón. Dígale a la persona que esté a su lado que le presione la rodilla con una mano y con la otra empuje contra la planta de su pie.
- También puede friccionar y calentar la pierna para reactivar la circulación.
- No se acueste sobre su espalda, porque el peso del útero hará más presión sobre los vasos sanguíneos que controlan la circulación de la pierna.

Hinchazón

También conocida como edema, la hinchazón en las piernas, los pies y las manos es causada por la retención de líquidos, algo completamente normal debido en parte a la lentitud de la circulación. El problema aumenta si usted usa ropa apretada alrededor de los tobillos y los pies.

Evite el comer sal en exceso, porque la hará retener más líquidos. Eleve las piernas mientras está sentada, no permanezca de pie mucho tiempo y use ropa suelta.

LA VAGINA

Normalmente durante el embarazo hay una pequeña cantidad de secreción o flujo vaginal que no causa molestias. Debido al nivel de las hormonas, la acidez normal de la vagina se pone más alcalina, y hace a la mujer un poco más propensa a ciertas infecciones vaginales causadas por hongos. Para disminuir el riesgo de que se desarrollen, use vestidos que permitan la circulación del aire entre las piernas (¡esta no es época de andar con pantalones apretados!), use ropa interior de algodón, y dése baños tibios frecuentemente. Evite las duchas vaginales por completo.

Si el flujo tiene mal olor, le causa dolor, o le causa picazón, llame a su médico, Quizá le recomiende una de las cremas que se venden sin receta médica (pero no la use sin su autorización). Para reducir el escozor coma yogur (hay mujeres que hasta se lo untan en la parte exterior de la vagina).

Si nota sangrado, ya sea severo o que mancha un poco, llame a su médico ese mismo día.

LA ORINA

Micción frecuente e infecciones

Pronto notará que tiene que orinar con más frecuencia que antes. Esto le sucederá al principio del embarazo porque el crecimiento de su útero está haciendo presión sobre su vejiga y, al final, porque el bebé baja poniendo aun más presión.

No deje de tomar agua para no ir al baño. Todo lo contrario: tome más agua, y, si le gusta, beba jugo de arándano (en inglés: *cranberry*), que le ayudará a evitar las infecciones en la vejiga (cistitis) tan comunes durante el embarazo. El síntoma más común de infección en la vejiga es ardor al orinar. El tratamiento requiere de un antibiótico que le recetará su médico. Para reducir las posibilidades de infección, pruebe estas sugerencias:

- Límpiese de adelante hacia atrás cuando termine de orinar.
- Use ropa interior de algodón para que su piel respire y evite la humedad.
- Vacíe su vejiga completamente cada vez que vaya al baño.

Azúcar en la orina

La presencia de azúcar en la orina, mientras se tenga el nivel de azúcar en la sangre normal, no tiene importancia. Sin embargo, si se encuentra azúcar en la orina, se debe chequear el nivel de azúcar en la sangre. Puede ser un signo de diabetes, tan común en las latinas. (Vea el capítulo 3.)

SALUD MENTAL

DEPRESIÓN E IRRITABILIDAD

La mayoría de las mujeres confunden la depresión con los síntomas normales de irritabilidad y cambios de estado de ánimo asociados con todo embarazo. Si usted siempre ha tenido estos cambios de estado de ánimo antes de la menstruación, y si en general es una persona susceptible, los primeros tres meses de su embrazo serán como un síndrome premenstrual aumentado y continuo en ese sentido. Si a esta se agregan los síntomas físicos, usted tendrá más que razón para sentirse molesta e irritada en ocasiones.

Ahora bien, si su malestar dura mucho tiempo, si no está contenta con su embarazo, o está insegura, usted podría estar en peligro de caer en una depresión. Pregúntese lo siguiente:

- ¿Tiene antecedentes de depresión en su familia?
- ¿Tienen problemas económicos en su casa?
- ¿Tiene un embarazo de alto riesgo?
- ¿Le falta apoyo por parte del padre del bebé o de su familia?
- ¿Tienen temor de que su salud o la del bebé no estén bien?

Si su contestación a una a más de estas preguntas es afirmativa y además no come ni duerme bien, no se puede concentrar, ha perdido interés en todo o llora con frecuencia, es importante que hable con su médico. Quizá él o ella la refieran a un psicólogo o psiquiatra. A pesar de todas estas molestias, este es un momento para estar feliz, no de sentirse desgraciada.

INSOMNIO

A los malestares físicos, calambres, dolores, un bebé que patea, etc., que causan dificultad para dormir, súmele los aspectos psicológicos. Usted se pregunta cómo será su vida con el nuevo bebé, la situación económica, el trabajo y mil cosas más que le hacen imposible conciliar el sueño. O tal vez sea que su cuerpo estará preparándola inconscientemente para cuando no duerma mucho debido a la llegada del bebé a casa en sus primeros meses de vida. Puede ser la gran emoción también.

Para disminuir las posibilidades de padecer insomnio procure comer poco por las noches, haga ejercicio con regularidad y evite la cafeína.

Si no puede dormir, salga del cuarto y póngase a leer; relájese y espere a que le llegue el sueño. No tome pastillas para dormir. Tal vez una taza té de manzanilla o té de tila le ayudarán a dormir o, por lo menos, a tranquilizar su mente.

La mejor posición para dormir durante el embarazo es acostada de lado, preferiblemente el izquierdo, con una pierna cruzada sobre la otra y una almohada entre las rodillas. Esta posición permite que la sangre circule mejor en la placenta y reduce la concentración de líquidos en las piernas, disminuyendo la hinchazón.

PÉRDIDA DE LA MEMORIA

Si deja las llaves dentro del auto, la chequera sobre el mostrador del almacén, la leche fuera del refrigerador, la chaqueta en la oficina del doctor… no se preocupe. ¡No, no es que se esté volviendo loca! Como a tantas cosas en su embarazo, échele la culpa a las hormonas. La emoción y la preocupación del embarazo también pueden contribuir. Sea práctica, y hágase una memoria de papel: escriba todo lo importante que tiene que hacer, especialmente cosas como cerrar la puerta con llave. Recuerde que esto es transitorio y usted no es la única a quien le sucede.

SUEÑOS

Con el embarazo, usted muy probablemente entre a un mundo de fantasías privadas a través de sus sueños. Es la manera que tiene su subconsciente de liberar las ansiedades que alberga su mente durante el día, ya sea a través de pesadillas o de sueños placenteros.

Los sueños que experimentan muchas embarazadas incluyen cosas como que se les olvida alimentar al bebé, que sus maridos las dejan porque se ven feas, que lo encuentran con una amante, o que su bebé nace deforme o enfermo. Pero no se deje asustar por nada de esto y recuerde que los sueños… sueños son.

ANTOJOS
Véase al comienzo de este capítulo, en el aparato digestivo.

CAMBIOS EN SU CUERPO

LOS SENOS
Cambios en tamaño

A medida que avanza el embarazo sus senos irán creciendo, por un lado las glándulas mamarias o productoras de leche se irán llenando de líquido. También aumentará el depósito de grasa en su cuerpo, incluyendo los senos. En esta época aparecerán las venas azules, anunciando el aumento del suministro de sangre. Sus senos estarán muy sensibles y los sentirá tensos, duros y pesados, incluso pueden llegar a dolerle.

El uso de sostenes que le ajusten sin apretar, puede ayudar. Seleccione sostenes de algodón para que su piel pueda respirar mejor, y avance en la talla a medida que lo requiera.

Aparición del calostro

A partir del quinto mes, en cualquier momento, sus senos pueden comenzar a producir calostro, un líquido amarillento o transparente que será lo que alimentará a su bebé. Si no aparece hasta el final del embarazo también es normal. La única molestia consiste en que usted está en la calle y de pronto se le moja la blusa o el vestido.

Limpie sus pezones con agua tibia y no use jabón, porque se le irritarán. Ponga una gasita o un algodón absorbente en el sostén para que cubra los pezones. Existen almohadillas hechas especialmente para esto, y las encuentra en las farmacias o algunas tiendas de productos para maternidad.

Pezones invertidos

El tener los pezones invertidos no significa que usted no podrá alimentar a su bebé cuando llegue la hora. Su médico le recomendará un aparato de succión especial que se vende en algunas tiendas de maternidad si piensa que lo necesita.

EL VIENTRE

Si tiene usted una envidiable cintura estrecha dígale adiós, temporalmente, pues eso es lo primero que desaparece durante el embarazo. Este cambio puede deberse al crecimiento del útero, la distensión de los intestinos, la cual es muy común al principio. O, simplemente, puede deberse a que usted está subiendo de peso. Recuerde que para el segundo mes, usted debe haber subido alrededor de tres libras.

A medida que el bebé vaya creciendo tiene que acomodarse para hacer mejor uso del espacio dentro de su útero. Durante el séptimo mes, y si el bebé está colocado como debe, con la cabeza hacia abajo, su abdomen estará abultado hacia arriba. Después empezará a bajar.

Si el volumen del vientre le llega a molestar para dormir, trate de descansar de lado, doblando hacia dentro la pierna que queda debajo (apoyando en ella el vientre) y estirando la pierna de arriba. Esta posición se recomienda solamente para dormir; para descansar durante el día, trate de hacerlo boca arriba y elevando los pies por encima del nivel del cuerpo.

PROBLEMAS ESPECIALES

ANEMIA

La anemia consiste en una baja de los glóbulos rojos de la sangre, frecuentemente debida a una falta de hierro (aunque puede deberse a otras causas). Durante el embarazo el volumen de sangre aumenta, y con él, aumenta la cantidad de hierro que necesita el cuerpo. Muchas mujeres no consumen suficiente hierro para suplir esta necesidad, y por eso muestran síntomas de anemia:

- Palidez.
- Fatiga extrema.
- Palpitaciones.
- Debilidad.
- Desmayos

Las mujeres más susceptibles a la anemia son las que están esperando mellizos, las que han tenido un bebé tras otro y las que vomitan con mucha frecuencia.

Dependiendo de su caso, su médico podría recetarle suplementos de hierro (pastillas). Sin embargo, la mejor manera es tomar el hierro directamente de alimentos ricos en hierro tales como las frutas secas, el pato, la carne de res, el hígado, las ostiones, las sardinas, la calabaza, la alcachofa y la espinaca, entre otros. Su médico puede determinar si tiene anemia con una muestra de sangre.

ALERGIAS

Para muchas mujeres que padecen de alergias, el embarazo puede intensificarlas. Ya sean los estornudos o los ojos llorosos, o la nariz tapada (que podría confundirse con el síntoma normal de congestión durante el embarazo). Aunque las alergias vienen a complicarle la existencia a la futura mamá, no son un problema importante.

Además de consultar a su alergista, trate de evitar, más que nunca, las cosas que sabe le causan alergia. Por ejemplo:

- Mantenga su casa sin polvo.
- Use el aire acondicionado para que no entre polen a su casa.
- No use almohadas de plumas.
- Evite las comidas que le causan alergia.
- Si el culpable es la mascota, mande al perrito o al gatito a otra casa por un tiempo.

QUISTES EN LOS OVARIOS

En uno de cada diez embarazos los ovarios producen quistes benignos que, aun así, deben ser monitorizados para asegurarse de que no están creciendo. En realidad, estos quistes casi nunca crean problemas, a menos que el quiste amenace con reventarse. En este último caso su médico podría sugerir quitarlo con una operación.

CATARROS

Aunque existen algunos medicamentos para la gripe que se pueden tomar durante el embarazo, no tome nada (aunque se venda sin receta) sin consultar a su médico. Otras cosas que le podrían ayudar son:

- Procure descansar y aliméntese bien.
- Tome muchísimos líquidos.

- Haga gárgaras de agua salada para aliviar la resequedad de la garganta.
- Si le da fiebre, tome duchas con agua tibia y no se abrigue demasiado.

RUBÉOLA, PAPERAS Y VARICELA

Aunque la mayoría de las mujeres o han padecido estas enfermedades, o las han vacunado contra ellas, existe la posibilidad de que usted no esté en ninguno de estos dos grupos. La única forma en que los virus que causan estas enfermedades puedan dañar al bebé durante el embarazo es si la mujer se contagia en este período.

Los síntomas de la rubéola incluyen fiebre, ganglios inflamados y erupciones en la piel, que generalmente aparecen a las tres semanas de haber estado expuesta a una persona con rubéola. Si sospecha que este es su caso, consulte con su médico de inmediato.

Si usted no tuvo paperas, no la vacunaron y cree que pudo haber estado expuesta, o desarrolla los síntomas (fiebre, ganglios inflamados, dolor de oído o dolor al masticar) consulte a su médico.

Los síntomas de varicela (conocida también coma «viruela loca») consisten en la aparición de ronchitas que cambian de forma: primero rojitas con agua adentro (como ampollas) y después con una costra antes de desaparecer.

En el caso de que desarrolle cualquiera de estos síntomas, notifique a su médico de inmediato.

TOXOPLASMOSIS

El parásito que causa esta infección se transmite a través de la carne cruda (o que no está bien cocida) o a través de las heces fecales de ciertos animales como los gatos. Se calcula que de 1 a 2 de cada 1,000 bebés en los Estadas Unidos de América nacen infectados con este parásito, y una tercera parte de las personas han estado expuestas y han formado anticuerpos contra la enfermedad. En estos casos, no hay peligro para el bebé. Hay ciertas precauciones que se recomiendan para evitar la infección en personas que no la han tenido y así evitar los problemas en la criatura durante el embarazo. (Ver capítulo 3, factores ambientales.)

HEPATITIS

Existen varios tipos de hepatitis: las que generalmente nos preocupan porque pueden afectar al bebito durante la gestación son la hepatitis B y la hepatitis C. Se transmiten a través de contacto sexual o a través de contacto con la sangre de alguien que está infectado. En cuanto a las transfusiones de sangre, el riesgo de contraerlas en los Estados Unidos de América es casi imposible actualmente; ya que se hacen exámenes de toda la sangre donada para descartar la presencia de los virus de la hepatitis B y C, entre otras cosas (ver el capítulo 3).

PROBLEMAS DEL CORAZÓN

Aunque muchos médicos prefieren que sus pacientas con problemas coronarios serios no se embaracen (especialmente aquellas mujeres de edad madura), a veces sucede que una mujer que padece del corazón queda embarazada sin proponérselo y quiere tener a su bebé.

Si ese es su caso, la clase de cuidados que usted debe tener depende de qué tan grave sea su situación. En general, lo ideal es que usted siga estas recomendaciones:

- Evite tensiones emocionales.
- Deje de fumar, si fuma.
- Coma una dieta baja en colesterol y en sodio (sal).
- Evite subir excesivamente de peso.
- Tome regularmente los medicamentos recetados y aprobados por su médico.

PROBLEMAS DE LA PLACENTA

Hay tres casos que podrían presentarse en su placenta:

Placenta previa

Ocurre cuando la placenta está pegada a la parte inferior del útero, en vez de las paredes superior o lateral de la matriz. Muchos casos terminan en cesárea.

Placenta accreta

Sucede cuando la placenta crece encarnada dentro de las paredes del útero y no llega a separarse de la pared uterina durante la tercera etapa del parto, a veces hay que quitar el útero después del parto.

Placenta abrupta

En este caso la placenta se separa del útero prematuramente. Ocurre después de las veintiocho semanas de embarazo (si es anterior, se considera como un aborto). Dependiendo del grado de separación, puede recomendarse desde reposo absoluto hasta un parto de emergencia. Puede ser una complicación muy seria en casos severos.

RUPTURA PREMATURA DE LAS MEMBRANAS (CONOCIDA EN INGLÉS COMO PROM)

La ruptura prematura de las membranas, o de la fuente (como se le llama habitualmente), se refiere a cuando se rompe la fuente antes de que empiecen las contracciones. Esto puede suceder semanas u horas antes del parto. Si en ese momento comienzan las contracciones y su doctor opinó que son demasiado tempranas, le podrá dar algo para detenerlas. Pero si sus membranas se rompen a las treinta y siete semanas o después, y el trabajo de parto no empieza por sí solo, es probable que el doctor le induzca las contracciones para comenzar el trabajo de parto en ese momento. Si no hay contracciones, el médico se asegurará de que no es cuestión de prolapso del cordón umbilical, una condición que debe de corregirse. La compresión del cordón podría comprometer la circulación del bebé, En todo caso, el monitoreo del bebé para evitar sufrimiento fetal es indispensable, así como es el de descartar que se desarrolle una infección.

SÍNTOMAS DE ABORTO ESPONTÁNEO

Aunque las estadísticas muestran que solamente el 15 por ciento de los embarazos terminan en un aborto espontáneo (no inducido), esta es una experiencia que puede ser traumática para la pareja, por lo que toda mujer embarazada debe estar preparada. Es más común en mujeres de cuarenta años o más de edad, en donde la incidencia aumenta a un 30 por ciento.

Casi todos los abortos se presentan durante el primer trimestre del embarazo, por lo que muchas veces se confunden con una regla muy abundante acompañada de cólicos y a veces coágulos. Los síntomas característicos de un aborto espontáneo son cólicos en la parte baja del abdomen y el sangrado vaginal. La mayoría de los abortos espontáneos son completos. Ocasionalmente pueden ser parciales y en estos casos a veces es necesario hacer un legrado (D & C, en inglés) para remover la porción del embrión o de la placenta que no salió.

Sin embargo, presentar un leve sangrado durante los tres primeros meses del embarazo es muy común, y no significa necesariamente que vaya a ocurrir un aborto. A veces el sangrado se detiene y el embarazo llega a su término normalmente, sólo que, como dice la sabiduría popular, vale más precaver que tener que lamentar, y en estos casos, debe de consultar a su médico.

MARIBEL GUARDIA
actriz (Prisionera de amor, Tú y yo, Aventuras en el tiempo) y cantante

Los cuidados que me tuve que procurar durante el embarazo no iban más allá de caminar una hora diaria, comer mucha fruta (para que el bebé naciera limpiecito), así como untarme mucha crema en mi vientre y busto. Entre la mujer latinoamericana desafortunadamente, todavía no se acostumbra el conocer el sexo de su bebé mediante el ultrasonido, ¡lo cual es una tontería! En mi caso, el saber que era niño (se llama Julián) me ayudó a recibirlo, además de con la ropita adecuada, con un cuarto arreglado con los detalles propios.

La peor experiencia de mi embarazo fue que, debido a inconveniencias de mi organismo, el parto tuviera que ser por cesárea. Tenía tanto miedo que, para darme valor me puse a rezarle a una virgencita que me llevé al hospital, porque ahí sólo queda encomendarse a Dios.

Cuando sacaron a mi hijo de mi vientre y me lo pusieron en los brazos, sentí que Dios había bajado a la tierra. Aprecié una luz muy grande que de alguna forma me anunciaba que con él tendría el verdadero amor de mi vida. El hecho de ser madre despertó en mí sentimientos y esencias nuevas, enriqueció mi espíritu de una manera tan profunda que me convirtió en un mejor ser humano.

Entre los cuidados que deben procurarle al bebé, estaría el que, si lo van a amamantar, se unten previamente aceite de almendras en los pezones, que no se estresen demasiado, que lean libros que tratan sobre los cuidados del bebé, que lo saquen al aire con cierta constancia, que le pongan cremita en la cara y que le corten las uñitas.

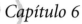

Capítulo 6

PREPARACIÓN PARA EL PARTO

CÓMO ESTAR LISTA PARA EL «GRAN MOMENTO»

Por muchas historias que usted haya oído, nadie puede decirle con seguridad cómo será su parto, si será doloroso, fácil o difícil. Dar a luz es totalmente diferente para cada mujer, para madres e hijas de la misma familia e inclusive para la misma mujer en diversos embarazos.

Sin embargo, no puede dejarse llevar por el miedo, porque entonces sí se le hará difícil. La experiencia señala que las mujeres más informadas con respecto a lo que puede suceder el día del parto son las mejor preparadas y las que menos problemas tienen.

Hay ciertos pasos que usted puede dar desde el inicio para que los temores lógicos del parto sean más fáciles de confrontar:

- Busque un médico que le dé buena atención y que conteste todas sus preguntas y dudas respecto a su estado, aunque a usted a veces le puedan parecer muy tontas.
- Inscríbase en un curso de cuidados prenatales de su hospital.

- Lea libros y revistas sobre el embarazo y el parto.

- Comparta con su compañero, su familia y sus amigos sus temores y expectativas respecto al parto.

- No tenga vergüenza de sentir miedo al dolor, pues eso es natural. Lo absurdo sería pensar que no va sentir dolor o, al menos, cierta incomodidad. En este sentido, estar preparada es lo mejor para confrontarlo.

- Aprenda técnicas de relajamiento y respiración que la ayuden a manejar el dolor durante el parto. Saber cómo manejar el dolor es importantísimo; sin embargo, tampoco crea que esto va a protegerla de todos los malestares del parto. En todo parto, la futura madre, por preparada que esté, es incapaz de controlar su cuerpo totalmente. Parte del proceso incluye algunos mecanismos inconscientes o involuntarios. Por ejemplo, no puede determinar el número de sus contracciones, pero sí puede estar preparada para enfrentarlas, sean las que sean.

- Tenga en cuenta que el proceso de dar a luz es muy intenso tanto desde el punto de vista físico como emocional. Y de la misma manera en que usted podría perder el control de su cuerpo, podría sucederle lo mismo con sus emociones. Pero nada de esto es importante: no se preocupe si de repente grita, o se siente fuera de control. El personal médico que la atiende está allí para ayudarla. Recuerde: después de nueve meses de embarazo, usted no va al hospital a portarse bien, sino a dar a luz. Y, aunque obviamente quiere cooperar en lo que pueda, su única tarea es hacer todo lo posible para que el bebé y usted salgan bien del proceso. Olvídese de lo demás.

- Pregunte a su médico acerca de la anestesia. Aunque la mayoría de las mujeres son capaces de manejar el dolor sin necesidad de anestesia (o calmantes), es conveniente estar informada de que existen otras alternativas, las cuales tienen ventajas y también desventajas (vea el capítulo 11).

- Visite las salas del hospital donde dará a luz con anterioridad; así estará familiarizada con el lugar cuando llegue el momento.

- Y finalmente, dése cuenta de que, por mucho que se planee, siempre puede haber cosas imprevistas en un parto. Por mucho que practique la respiración, es posible que a última hora el dolor haga que solicite el uso de anestesia. Es posible que, aunque esté decidida a tener un parto natural, en el momento de dar la luz su médico se vea obligado a realizar una cesárea. **Pero nunca pierda de vista de que dar a luz, por difícil que sea, y aunque no tenga el control que desea, es la**

experiencia más extraordinaria de la vida. Usted ha tenido el privilegio de dar y de recibir el más maravilloso de los regalos, la vida de un ser humano… su hijo o hija.

LUGAR DE NACIMIENTO Y NACIONALIDAD

Los bebés que nacen mientras su madre realiza un viaje transnacional, en tren, barco o avión, tienen el derecho (según una ley internacional) de adquirir, junto a la nacionalidad de sus padres, la ciudadanía de la compañía a la que pertenezca el medio de transporte donde se produce el nacimiento.

CLASES PARA EL PARTO

Hubo una época en que todas las mujeres daban a luz en sus casas, y en que los partos no eran considerados acontecimientos médicos. Antes, la cosas eran más simples… pero también más peligrosas, especialmente cuando se presentaban complicaciones. Afortunadamente, la medicina ha evolucionado para salvar, en muchas ocasiones, las vidas de la madre y del bebé. Al mismo tiempo, en Europa se inventaron clases para entrenar a la futura mamá, y al padre del bebé, y tenerlos preparados para el momento cumbre.

OBJETIVOS Y BENEFICIOS

- Educar a los padres para que lleguen bien informados a la sala de partos.
- Disminuir la ansiedad y el temor natural en casi todas las mujeres y ayudar a que compartan con otras embarazadas.
- Preparar a las mujeres para el dolor físico con métodos de respiración y relajación.
- Explicarle a la mujer qué debe esperar a la hora del parto y mostrarle la sala de partos y su funcionamiento.
- Enseñarle ejercicios para mantener la elasticidad de sus músculos.
- Preparar al padre para que brinde apoyo físico y psicológico a su compañera.

EJERCICIOS

Aparte de los ejercicios que usted puede (y que *debe*) hacer en casa por sí sola, con la aprobación de su médico (vea el capítulo 4), las clases prenatales le enseñarán desde ejercicios de estiramiento, hasta las diferentes maneras en que usted podría elegir dar a luz: ya sea acuclillada, sentada o acostada. Esto, de acuerdo a lo que haya discutido con su médico también. Los ejercicios no sólo son importantes durante el embarazo para el momento del trabajo de parto, cuando son esenciales para mantenerla relajada y en buena forma.

También hay ejercicios de yoga, que hacen énfasis en la respiración y en la filosofía yoga. Tal vez los ejercicios más valiosos durante estas clases son los de la parte inferior de la pelvis, que ayudarán a que el útero tenga un apoyo más sólido. También hay clases que se imparten en piscinas, si le interesan. La natación también es un excelente ejercicio para las embarazadas.

EL MÉTODO LAMAZE

Es el más conocido de los sistemas de preparación de las embarazadas y se hizo muy popular porque prometía un «parto sin dolor.» Realmente no hay parto sin algo de dolor, pero con un entrenamiento Lamaze bien aprovechado, el parto se hace mucho más fácil y se logra manejar el dolor mucho mejor.

El método Lamaze se lleva a cabo en clases colectivas de alrededor de doce embarazadas, con prácticas semanales que se inician alrededor del séptimo mes. En las clases, además de proporcionar información acerca del desarrollo del embarazo y el parto, se enseñan ejercicios para fortalecer y aumentar la flexibilidad de los músculos, así como ejercicios de relajación y de respiración. Todo esto está dirigido a que la embarazada obtenga un mayor conocimiento y control de su cuerpo cuando llegue el gran momento.

Los ejercicios de respiración son la base del método Lamaze, pues es, efectivamente, mediante la respiración controlada y forzada que la parturienta logrará hacer salir a su criatura. El método se basa en hacer que durante el momento de mayor tensión del parto, la mujer logre concentrarse en respirar abdominalmente de manera profunda y rítmica para apartar su atención del dolor y hacer que su mente responda automáticamente a las contracciones que se presentan.

Sin embargo, no siempre es fácil combinar la dolorosa contracción uterina con el ritmo de la respiración. Entre las ventajas del método de Lamaze están:

- Reducción en la percepción del dolor.

- Participación más activa de la mujer en el proceso.

- Fomentar la participación del padre en el parto como «ayudante» en el nacimiento.

EL MÉTODO LEBOYER

Su objeto es que el bebé venga al mundo en un ambiente tranquilo, con luces tenues y sin ruidos, colocando de inmediato a la criatura sobre el vientre de la mamá por unos cinco minutos con el cordón umbilical intacto. Cuando este termine de pulsar, se le corta, y se baña al bebito con agua tibia para que no se traumatice con la diferencia entre el interior cálido de la madre y la temperatura más fría del mundo exterior. Puede ser combinado con el método Lamaze.

Hay hospitales que se niegan a bajar las luces al grado tenue que exige este método, pero muchas mamás aseguran que gracias a sus sugerencias han tenido un parto más agradable. Si le interesa saber más sobre esto, puede leer el libro *Nacimiento sin violencia*, escrito por el creador del método, el doctor Frederic Leboyer.

MITO: SI LA MADRE RECIBE UN SUSTO, EL BEBÉ NACE CON UNA MANCHA

Uno de cada diez bebés nace con una mancha ya sea de color rojizo o café que aparece con frecuencia en la carita, el cuello, en la parte baja de la espalda o en las nalgas. Frecuentemente estas manchas desaparecen en los primeros meses de vida. Si cada susto en los nueve meses de embarazo estuviera representado por una mancha en el bebé, habría bebitos que nacerían pintitos. Además, en nueve meses es poco probable que una mujer no haya tenido al menos un susto y no todos los bebés tienen manchitas al nacimiento. Esto es parte del folklore que se pasa en las pláticas sin que tenga base en la medicina.

ALTERNATIVAS DE PARTO

PARTO HOSPITALARIO

Si usted tiene un embarazo de alto riesgo (por ejemplo un embarazo múltiple, o ha tenido complicaciones en embarazos previos), tiene más de treinta y cinco años, o presenta algún síntoma o signo que sugiera posibles complicaciones, no es recomendable que considere un parto fuera de un centro hospitalario. No se arriesgue innecesariamente. Los médicos y los centros de salud tradicionales están preparados para cualquier eventualidad.

El proceso en la clínica comienza por la sala de dilatación, y sigue en la sala de parto (vea capítulo 11). Al lado hay un pequeño quirófano para operaciones menores en caso de ser necesario y naturalmente una sala de incubadoras y de cuidados para el recién nacido. Hay hospitales en los cuales la acogedora habitación de la madre se convierte de pronto en una sala de parto cuando llega el momento.

En cuanto a los médicos, usted va a ver de pronto un montón de batas blancas y uniformes verdes. Esta es la estructura normal:

- Su obstetra o el médico que, lo substituye es el jefe o la jefa del equipo y será responsable de su coordinación. Él o ella es quien recibe al bebé y realiza la cirugía si es necesaria.
- Los médicos adjuntos, le ayudan al jefe(a).
- Los residentes y médicos recién graduados estarán en contacto con usted, si es un hospital universitario o donde se imparte educación.
- Dependiendo de su caso, puede haber una comadrona certificada o una enfermera especializada que le ayude dándole apoyo moral y dirigiendo sus respiraciones durante las contracciones. De acuerdo al entrenamiento y entusiasmo del padre, a veces él es el que hace este papel.

Esta estructura es común en centros hospitalarios grandes. En algunos hospitales pequeños, el personal es mucho menor. Lo importante es que tenga a su obstetra a su lado y, si se ofrece, a un anestesiólogo.

PARTO EN LA CASA

Muchas mujeres, especialmente en los últimos años, seleccionan tener al bebé en su casa. Lo consideran la forma más agradable y cálida de hacerlo. Naturalmente, la decisión tiene sus ventajas: quizá se sienta más relajada en su ambiente; no necesita ir y venir a ningún lado antes y después de dar a luz; si lo desea, varios miembros de su familia pueden participar, y la acompañaría la misma comadrona que le ha asistido a lo largo de todo el embarazo. Tiene las desventajas de que si por alguna razón hay alguna complicación durante el parto o el nacimiento, o si decidiera recibir un anestésico, no habrá el personal calificado ni el equipo necesario para actuar de inmediato.

La decisión de tener el parto en casa a cargo de una comadrona, debe incluir confirmación, hasta donde sea posible, de que no va a requerir una cesárea ni monitoreo del bebé para evitar sufrimiento fetal, que sólo se podría hacer en un hospital.

Aun cuando todo parezca que va perfecto, tiene que estar preparada para que la trasladen de urgencia a un hospital en caso de una emergencia. Otra consideración en los casos de partos fuera de los centros hospitalarios es que muchas veces usted es responsable de todos los gastos; la mayoría de los seguros médicos no cubren este tipo de partos. Las compañías de seguros creen que, aunque a simple vista el parto en la casa es menos costoso, el riesgo de complicaciones es mayor en estas circunstancias.

> Sólo un 7 por ciento de los embarazos provienen de mujeres mayores de treinta y cinco años en el momento de dar a luz.

LA PRESENCIA DEL BEBÉ

Cada una de sus visitas al médico le irá diciendo cómo va su bebé. No deje de hacer preguntas si tiene alguna duda o alguna preocupación. Las siguientes son indicaciones naturales y exámenes de rutina que le permitirán asegurarse periódicamente que el proceso de desarrollo del bebé va bien:

LATIDOS DEL CORAZÓN FETAL

Los aparatos médicos más comunes hacen posible escuchar los latidos del corazón de su bebé a las diecisiete semanas. Tampoco debe preocuparse si no lo escucha hasta mucho después, por ejemplo, podría no escucharse tempranamente si su vientre tiene una capa de grasa muy gruesa. En estos casos, o si existe alguna duda acerca del desarrollo del bebé, el doctor puede hacerle un ultrasonido.

MOVIMIENTOS FETALES

Una de las mayores alegrías para las madres durante el embarazo es sentir a su bebito moviéndose. Por eso muchas se preocupan excesivamente cuando esto no sucede. Pero no se preocupe, generalmente no se sienten los movimientos del bebé antes de la semana decimacuarta y muchas mamás no los sienten hasta la semana vigesimasegunda. Una manera tradicional (no muy científica) de saber que todo va bien con el bebé, es la de contar la frecuencia de sus movimientos. Este sistema sólo funciona después de la semana vigesimaoctava. Se recomienda contar cuántas veces se mueve el bebito en el transcurso de medio día (aproximadamente doce horas). Se calcula que diez veces o más es lo común. Si se mueve mucho, ¡quizá vaya a ser futbolista! (Esto no es necesariamente cierto, pero muchos papás estarían fascinados ¿no es cierto?) Si se mueve menos de diez veces en doce horas después de la semana vigesimaoctava, no se preocupe; pero si no se mueve para nada en ese período de tiempo, llame a su médico.

Muchas mujeres describen los primeros movimientos como una ondulación dentro del abdomen o un cosquilleo. A medida que crece el bebé, empieza a patear, y son movimientos que usted notará inmediatamente. ¡Algunas madres hasta se despiertan en medio de la noche!

No se preocupe si de pronto no siente que su bebé se mueve. Esto no quiere decir que no se esté moviendo, sólo que lo hace más suavemente. Muchos bebés se arrullan dentro de su vientre con el ir y venir de la madre durante el día, y se despiertan por la noche.

HIPO FETAL

Muchas madres sienten pequeños espasmos regulares en su vientre. Esto no es que el bebé esté pateando, sino que, créalo o no la criatura está teniendo un acceso de hipo.

Especialmente durante los últimos meses, hay fetos que tienen hipo diariamente. Pero no se preocupe: nada malo le sucede a un bebé con hipo. Ellos, a diferencia de los adultos, pueden resistir los ataques sin problema. Más bien ¡tómelo como un signo de buena salud de su bebé!

CÓMO VIENE EL BEBÉ

Ya para el octavo mes las mamás y sus médicos tienen que comenzar a considerar la posición en la que está el bebé. La mayoría de los fetos se colocan cabeza abajo entre la trigesimasegunda y la trigesimasexta semanas, pero con algunos siempre se estará adivinando hasta el momento final. Si el bebé viene sentado, el médico con sus propias manos podría tratar de cambiarle la posición desde afuera.

Una de las diversiones de las futuras mamás es jugar a adivinar, de acuerdo a los movimientos que sienten, en qué posición se encuentra el bebé: ¿serán los hombros? ¿la cabeza? ¿los pies? En realidad nunca se sabe cien por ciento en qué posición estará el bebé en el momento en que se inicie el trabajo de parto. El examen semanal con su obstetra en el último mes de embarazo es muy importante.

ROPA PARA LA MAMÁ Y EL BEBÉ

ROPA DE LA EMBARAZADA

El estar embarazada no requiere decir que se debe vestir más seriamente o como si estuviera enferma. Sencillamente adapte su forma habitual de vestir a su nueva figura. Para muchas embarazadas, este es el momento para darse gusto y comprar ropa nueva, pero eso no quiere decir que debe renovar todo el guardarropa.

Tener prendas que se puedan combinar con muchas otras es ideal. Por ejemplo una de las piezas favoritas de las mamás modernas son los pantalones elásticos, que se pueden poner debajo de diferentes sacos, blusas o vestidos para crear conjuntos nuevos que se vean diferentes cada vez.

En general se recomienda lo siguiente:

- Lleve ropa cómoda que no le apriete y evite elásticos muy tensos. Evite ropa que le apriete en la cintura o que disminuya el flujo de sangre en las piernas. Recuerde que, como sus senos van a crecer con los meses (¡y también la barriga!), necesita vestidos con bastante espacio debajo de los brazos, a la altura del pecho y de la cintura.
- Lleve ropa interior de algodón para que su piel respire bien. En general, busque ropas ligeras y frescas de algodón o de fibras naturales (durante el embarazo usted tenderá a tener más calor que de costumbre). Pero si siente frío o se encuentra en la temporada de invierno, no deje de taparse bien y abríguese con capas para poder quitarse una o más prendas si es necesario.
- Utilice un buen sostén, y no simplemente uno grande. Debe estar ajustado sin apretar, con tirantes anchos (para que no le marquen los hombros) y confeccionado de telas de fibras naturales que no le causen escozor.
- Pregunte al médico acerca de una faja de maternidad que le sostenga la parte inferior de la espalda.

- No se compre muchos pantalones; algunas mujeres los encuentran incómodos durante las últimas semanas del embarazo.

- Pídales prestada alguna ropa a las amigas que hayan tenido bebés.

- Use la ropa que usaba normalmente antes del embarazo si es amplia, o haciéndole mínimas alteraciones, hasta el quinto o sexto mes de embarazo. Sin embargo, para muchas mujeres parte del bienestar psicológico en esta época es usar «ropas especiales de embarazada».

- Recuerde, si ha aumentado mucho de peso, que las telas a rayas verticales y los colores oscuros tienden a ayudarla a lucir una figura más esbelta.

- No lleve ropa con la que no esté cómoda. Algunas mujeres en los primeros meses de embarazo insisten en continuar usando algunos vestidos que ya no le quedan, porque les gustan mucho, y se fuerzan hasta que los logran cerrar. Habitualmente el primer lugar que les aprieta es la cintura. Ni es sano, ni estará cómoda, ni se verá bien... ¡Y tal vez hasta eche a perder el vestido!

- Use vestidos abotonados por delante. Resultan muy cómodos después del parto para las horas de dar pecho.

- Tenga al menos dos sostenes de los que se abren por adelante, si usted piensa darle el pecho a su bebé. Pero eso sí, no los compre antes de las últimas semanas del embarazo, pues sus senos continuarán creciendo y no querrá que le queden apretados.

- Elimine el calzado de tacón demasiado alto. Sus zapatos deben ser de tacón bajo y muy cómodos, aunque no necesariamente deben ser totalmente planos. Usted misma notará que los de tacón bajo le quedan más cómodos. Y después del sexto mes, olvídese de los zapatos deportivos que tienen agujetas y que necesitan amarrarse. ¡Su vientre probablemente no le permitirá doblarse!

Ropa para el bebé

- Pañales. Algunos expertos aconsejan usar pañales de algodón en los primeros meses de vida del bebé, ya que este material es más suave que el de los desechables y permite saber más rápidamente cuándo hay que cambiar al bebé. Naturalmente, el desechable es mucho más cómodo para la madre y más absorbente. El costo puede influenciar su decisión. Hay quien alterna ambos. Se calcula que si usa desechables necesitará en promedio unas seis docenas para una semana. Si se usan pañales de tela, quizás quiera cubrirlos con un par de calzoncitos de hule.

- Camisetas (cinco a seis), suéteres (dos a tres), pijamas o jubones (seis a ocho de las que son de cuerpo entero y se desabotonan por delante, y por la parte interior de las piernas y permiten cambiar los pañales con facilidad), batas de dormir (dos a tres), botitas suaves o medias (dos a cuatro); un gorrito de lana para el invierno o ligero para el verano; baberos (dos a cuatro).

- Cobijas (dos a cuatro) para que lo protejan tanto para salir como cuando está en casa.
- Ropas de preferencia de telas no inflamables, que son las más seguras.
- La ropa del bebé se debe lavar separada de la ropa de los adultos del hogar y nunca con detergentes sino especiales para bebés que no contenga sustancias químicas fuertes. Tampoco use blanqueadores. Toda la ropa que entre en contacto directo con la piel del bebé debe ser extremadamente suave, no debe de llevar botones ni costuras sobresalientes y, en lo posible, es preferible si es de fibras naturales.

OTROS ARTÍCULOS PARA EL BEBÉ

Usted puede gastarse el dinero que quiera en su bebé, pero los siguientes artículos deben ser los primeros que compre (empezando desde los primeros meses), pues son los básicos para los primeros días después del parto:

- Un asiento de seguridad de bebé para el auto. Algunos hospitales no dejan que se lleve al bebé sin un asiento de seguridad.
- Chupones o chupetes (opcional, no son del agrado de todos los padres, aunque muchos los usan para cuando el bebé está llorando y ya comió).
- Mínimo una botella o biberón para darle agua y, quizá un extractor de leche si decide darle pecho. También se pueden alquilar extractores.
- Botellas o biberones para la alimentación, si no le da pecho. Se calcula que unas cuatro botellas de cuatro onzas y unas diez botellas de ocho onzas con biberones para recién nacidos es lo ideal. Un esterilizador, si se lo recomienda su médico, y los utensilios necesarios para preparar la fórmula de bebé. Su doctor(a) le recomendará el tipo de fórmula. Probablemente desee comprar la fórmula suficiente para una o dos semanas mínimo.
- Un moisés o cuna con su colchoncito duro enfundado en plástico impermeable y ropa de cama (mínimo dos cambios) que sea apropiada para la época del año.

Seleccione sobre todo una frazadita suave y calientita. No tiene que comprar almohadas desde ahora, pues al menos durante los primeros meses después del nacimiento no se recomiendan. El evitarlas en este momento no sólo disminuye el riesgo de sofocación, sino que mantiene su columna más recta.

- Dos a cuatro toallas muy suaves para secarlo y dos a cuatro toallitas pequeñas para bañarlo.
- Una bañaderita portátil.
- Un termómetro para medir la temperatura del agua de baño.
- Varias vendas de las que tapan el área del cordón umbilical para que la pueda cambiar cada vez que la sienta húmeda. Su médico le dará indicaciones de cómo hacerlo.
- Una mesita para el cambio de pañales.
- Objetos de aseo: peine y cepillo para bebé, esponja, jabón líquido muy suave, cremita o pomada para las irritaciones en el área del pañal (pregunte a su médico cuál le recomienda), toallitas húmedas para limpieza cuando se cambia el pañal, talco o maicena, aceite para la piel o vaselina, bolitas de algodón, de preferencia estériles, seis a ocho alfileres de seguridad (si usa pañales de tela) y tijera de punta redondeada para cortarle las uñas.
- Un termómetro para bebé y una botellita con acetaminofén líquido que le ayudará si tiene alguna molestia o fiebre, especialmente cuando le empiecen a aplicar sus vacunas.
- Ciertas carriolas y cunas portátiles son convenientes para cuando salen, así como una bolsa para los pañales, las botellas y todo lo que se necesita cuando no se está en casa. Esto es opcional y no lo necesita comprar en este momento.

EL COCHE DEL BEBÉ

Algunas sugerencias:

- Sobre todo, el cochecito debe ser seguro y resistente. Otros detalles a considerar son el precio, la facilidad para armarlo, guardarlo y manejarlo, y la apariencia.

- El precio promedio de un cochecito es de unos $95 aunque los hay también hasta de $20 y, en el otro extremo, de más de $400. Si no se propone tener más niños, considere comprar un coche usado qua esté en buenas condiciones (¡Mejor aun si se lo prestan!).

- La base del coche que escoja debe ser ancha, de modo que no se desestabilice en caso de que el bebé se incline hacia fuera.

- Asegúrese de que se mantenga estable cuando lo abra, de que no se doble, y que los frenos sean fáciles de poner y funcionen bien.

- Debe de tener una sombrilla o techo protector.

- Jamás deje a su bebé sólo en el coche, ni por unos segundos, aunque esté durmiendo cómodamente.

- Recuerde que si coloca bolsas pesadas colgando del coche, este se puede virar.

CHRISTIAN BACH
actriz (Encadenados, Bajo un mismo rostro, Agua y aceite) y productora de telenovelas (Cañaveral de pasiones)

Mis dos embarazos han sido muy buenos y en ambos he aumentado de peso, pero no más de unas dieciséis libras. Creo que el secreto está en no pensar que porque estamos embarazadas tenemos que aumentar desorbitadamente, que contamos con una excusa para comer todo lo que se nos ocurra y engordar. Tenemos que tener una buena alimentación, pero también seguir con nuestras actividades y no pensar que estamos enfermas. Es maravilloso seguir haciendo el máximo de ejercicio que no nos perjudique. En los embarazos es muy importante la actitud que adopte; no es bueno mantenerse inactiva ni pensando que una está incapacitada o que no puede hacer nada.

Yo soy de la opinión, y esto también lo dice mi mamá, que el niño tiene que engordar afuera y no adentro de la barriga de la madre. Tienes que alimentarte bien, pero no como para llegar a tener niños demasiado desarrollados.

El haber comido verduras proteínas y una buena dieta me ayudó a recuperar la figura rápidamente después del parto. También el dar el pecho a los bebés ayuda a recuperar la figura; yo amamanté a mis dos hijos durante un mes y medio, pues no sólo creo que es importante que el niño reciba de la madre esa sustancia tan saludable, sino también por el lazo íntimo, emocional que se establece entre los dos.

Yo me embaracé con mi hijo mayor, Sebastián, a los quince días de haberme casado con Humberto* y estuve trabajando intensamente hasta los cinco meses, en giras de teatro por el interior del país y haciendo programas de televisión. A partir de ese momento, nos fuimos de luna de miel (¡atrasada!) por todo el Oriente y regresé a México cuando ya tenía siete meses de embarazo. Yo creo que si la embarazada se llena de bonitas experiencias, como las mías en ese viaje, descubriendo otras culturas en Tailandia, China y otros países, eso lo recibe también el bebé, porque el embarazo es un momento sensorial muy importante tanto para la madre como para el niño.

Ni en el viaje ni después me sentí mal, pues cuando regresé seguí haciendo todo tipo de actividades ¡Creo que el único que tuvo náuseas en el viaje fue Humberto… Inclusive a los nueve meses de embarazo grabé un comercial de productos lácteos, aunque como me veía un poco gordita no salí de cuerpo entero.

Con Sebastián fue un parto natural y rápido, pero con el más pequeño, Emiliano, que ahora tiene tres años, se presentó la complicación de que el bebé ya estaba colocado cabeza abajo y yo todavía no tenía contracciones; transcurrió una semana de esta situación y nada… El médico me provocó contracciones, pero el bebé seguía sin nacer, así que, para evitar cualquier problema más grave (porque parecía que los latidos del corazón se estaban debilitando) me sometí a una cesárea. Mi operación fue muy buena ¡y me sentía tan bien que hasta quería ir a un concierto de Michael Jackson para el que ya tenía boletos!

*El actor y productor mexicano Humberto Zurita es el esposo de Christian Bach.

Capítulo 7

EL PAPEL DEL PADRE Y LAS RELACIONES SEXUALES

UN EMBARAZO COMPARTIDO

LAS PREOCUPACIONES DE PAPÁ

Sería injusto decir que las preocupaciones y malestares, así como las alegrías del embarazo, son algo exclusivo de la mujer. La mayoría de los padres sienten como suyos los problemas del embarazo, aunque muchas veces no sepan cómo reaccionar ante ellos.

Afortunadamente ya pasaron los tiempos en que los hombres sólo veían cumplidos sus sentimientos paternos cuando el primer hijo era varón. No es raro encontrar hombres que prefieren que su primer bebé sea hembra, reconociendo que estas suelen ser mucho más cariñosas y apegadas al padre que a la madre.

En otros casos, el padre decide que seleccionará el nombre del niño si nace varón, y la madre será la encargada de escoger el nombre femenino. «Mi hijo será pelotero» o «Ya tengo deseos de que el niño nazca, para llevarlo a pescar» son expresiones muy comunes en los futuros padres que, aunque exageradas, demuestran la ilusión que despierta en ellos la idea de tener un hijo. Esta ilusión puede convertirse en la mejor aliada de la mujer para tener en su esposo un verdadero apoyo durante los difíciles meses que la esperan.

¿Sabía usted que existen casos de futuros papás que han sufrido de náuseas matutinas, dificultad para dormir, fatiga, antojos y aumento de peso mientras sus esposas han estado embarazadas? Sorprendentemente, cuando pasa el parto, estos síntomas desaparecen.

Aunque las investigaciones que se han dedicado a estudiar este fenómeno no aciertan a descifrar sus causas, suponen que se debe a un deseo inconsciente del hombre de identificarse con su mujer y tomar parte en el proceso de embarazo. No es muy común, pero es bueno que lo sepa por si acaso le sucede a su pareja.

La realidad es que la reacción ante la paternidad, como el embarazo en la mujer, se manifiesta de forma diferente en cada hombre. Muchos esposos sienten un deseo irresistible de proteger más a su pareja durante los meses de la gestación. Si ese es el caso de su compañero, no lo rechace, aunque usted sea la mujer más independiente del mundo y se sienta incómoda con el exceso de cuidados. Cuando el niño nazca, seguramente esos cuidados los volcará en él y volverá a comportarse con usted como antes.

Otros esposos están celosos de la atención que sus esposas despiertan en el resto de la familia. Además, sienten que han dejado de ser lo más importante en su vida, porque ahora ella tiene que dividir sus energías entre su pareja y el bebé que se está formando en su vientre. «Antes me escogías la ropa para ir al trabajo, pero ahora sólo tienes tiempo para los preparativos del bebé», es una queja típica de los futuros papás celosos. Esté preparada para manejar los celos de su esposo dedicándole mimos y muestras de cariño; después de todo, hasta este momento él es el motivo de toda su atención, y necesita tiempo para acostumbrarse a que en el futuro tendrá que compartirla con su bebé.

Una preocupación típica de los papás, durante los meses de espera es si será capaz de mantener estable la economía del hogar cuando llegue el nuevo miembro de la familia. Y hay papás que se horrorizan al pensar que su bebé podría nacer con problemas de salud. Algo que también es el principal temor de muchas embarazadas.

En realidad, a su pareja le preocupan las mismas cosas que a usted. La diferencia está en que usted se atreve a hablar de sus preocupaciones y ansiedades mientras que él se las guarda porque teme parecer débil. ¡Hasta en eso tiene que ver el machismo!

Solamente esperar apoyo y comprensión de parte de su esposo sería un error. Usted también debe estar dispuesta a escucharlo y prestarle atención cuando él se decida a contarle lo que está pensando o le preocupa. Piense que, durante el embarazo, él está en desventaja con respecto a usted. Usted sabe que está pasando por un proceso natural de la mujer, y está preparada para colaborar con el médico durante el parto, que su bebé nazca sin problemas. Eso solamente lo puede hacer usted.

El parto es una situación que está fuera del control de su esposo; él tiene que conformarse con el papel de espectador y no puede ayudarla ni siquiera con un pujo. ¿Le parece poco? Hasta este momento, él había sido el protagonista indiscutible en el hogar, el que resolvía todas las situaciones difíciles, y por primera vez se presenta una situación en la que él no puede actuar y no está en sus manos la solución.

MITOS DURANTE EL EMBARAZO

- Si el vientre de la mujer es puntiagudo es niño, si es redondeado es niña.
- Si se mueve mucho el bebé es niño, si es más calmado es niña.
- Hay que comer por dos.
- Los primeros bebés siempre llegan tarde.
- Un susto puede hacer que dé a luz de inmediato.
- Si la madre recibe un susto, el bebé nace con una mancha.
- Si baila durante su embarazo dará a luz antes de tiempo.
- Hay más nacimientos cuando hay luna llena.
- Si su mamá tuvo un parto fácil, el suyo lo será también.
- Si tiene muchas agruras durante el embarazo, el bebé nacerá con mucho pelo.
- Es de mala suerte comprar cosas para el bebé antes de que nazca.
- Si se unta aceite en el vientre dos veces al día, no le saldrán estrías (las rayas por estiramiento de la piel).
- Las relaciones sexuales durante el embarazo lastiman al bebé.

Ese es el motivo por el que muchos hombres se refugian cada vez más en su trabajo cuando el embarazo de sus esposas está llegando a su etapa final. Aunque en apariencia se muestran indiferentes con lo que está por llegar, en realidad están tratando de desentenderse de un problema que se escapa de sus manos. Dedicando toda su atención a su trabajo o a un pasatiempo cualquiera evitan preocuparse, por ejemplo, de la posibilidad de una complicación durante el parto.

Conocer que estas reacciones son típicas y muy comunes en los futuros papás le ayudará a aceptar a su esposo tal como es, sin exigirle que actúe de una manera diferente o aún peor, calificarlo como un mal padre. Recuerde que en su caso, como dice el refrán, «La procesión va por dentro». Es importante que el futuro papá no se sienta como un espectador exclusivamente, sino como una parte importante del embarazo. Una idea excelente es pedirle que la acompañe a un programa de ejercicios prenatales; él podrá aprender la rutina de ejercicios y ayudarla a hacerlos en casa, y más tarde guiarla en el momento del parto indicándole el tipo de respiración que debe practicar y cómo relajarse entre las contracciones.

CÓMO LIDIAR CON UNA EMBARAZADA

Usted nunca se imaginó que su esposa cambiaría tanto con el embarazo. Antes estaba siempre dispuesta a acompañarlo a donde usted quisiera, siempre estaba de buen humor y su vida sexual era excelente. Como es una mujer sana, usted no recuerda haberla visto enferma, excepto con una gripe sin importancia.

Ahora todo ha cambiado. Ya no puede llevarle el café a la cama por las mañanas porque simplemente el olor le provoca náuseas. Con frecuencia se muestra fatigada y rechaza los alimentos que antes le encantaban. Sin embargo, a las once de la noche lo despierta para que le encargue una pizza de pimiento, ella que antes no soportaba el sabor del ají. Si usted le responde con alguna aspereza, ella se echa a llorar como si le hubiera ofendido a su madre, y si comienza a acariciarla en la cama como hacía antes, de buenas a primeras le da la espalda y comienza a roncar.

Desde que se casaron, ambos planearon tener varios hijos. Pero ahora, tal y como se presentan las cosas, usted ha llegado a pensar que este va a ser el primero y el último.

¡Vamos, que no es para tanto! Después de todo, usted no es el único hombre del mundo que ha pasado por esto y la población del planeta sigue aumentando cada vez más.

Lo primero que tiene que hacer es armarse de una gran dosis de paciencia, porque el embarazo apenas está comenzando. Pero para su consuelo déjeme decirle que las náuseas y vómitos cesarán a partir de los cuatro meses más o menos; esa es la buena noticia. ¿La mala? ¡Que entonces aparecerán otras molestias! No importa. Para entonces, ya usted habrá aprendido a lidiar con una esposa embarazada.

Estos son algunos consejos que van a ayudarlo.

- Demuéstrele a su esposa constantemente cuánto la quiere, pero no la cuide como si estuviera enferma. Aunque su estado es muy especial, el embarazo no es una enfermedad.

- Déle a entender que le sigue gustando y que la encuentra bella y atractiva aunque su cintura esté desapareciendo día a día. Algunas mujeres sufren en silencio la pérdida de su figura, porque temen que dejarán de ser atractivas para su esposo.

- Seguramente su esposa está siguiendo la dieta que le recomendó su médico. No la torture comiendo dulces y golosinas en su presencia, cuando sabe que ella no puede hacerlo.

- Si ella no está dispuesta a llevar la misma vida sexual que antes porque se siente fatigada y sin ánimos, no la fuerce. Sustituya las relaciones sexuales completas por otras caricias, hasta que transcurran las primeras semanas del embarazo. Por lo general ella volverá a sentir los mismos deseos de antes transcurrido ese primer período.

- Posiblemente usted es como la mayoría de los hombres, que odian ir de compras. Pero debe hacer un esfuerzo y acompañarla una que otra vez a comprar los artículos del bebé. Eso le demostrará que a usted le interesa todo lo concerniente a su futuro hijo.

- No fume en donde se encuentra su esposa porque eso significa que su bebé está expuesto al humo del tabaco también, que es igual como si fumara su esposa. Si no puede abandonar el hábito de fumar, hágalo cuando ella no esté presente.

- Si tiene que hacer arreglos en la casa para preparar la habitación del bebé, trate de tener todo listo en el séptimo mes del embarazo. Los partos prematuros son más comunes de lo que usted se imagina.

- Acompáñela a su rutina de ejercicios prenatales o dígale que se los enseñe para guiarla cuando los practique en casa.

- Lea libros sobre el desarrollo prenatal del bebé. El estar informado permite que disfrute más el crecimiento de su bebé cada semana y que comparta con esposa.

- Averigüe en el hospital donde atenderán a su esposa si puede estar presente en el momento del parto. Esto le servirá de gran apoyo moral a ella y para usted será una experiencia única. Muchos padres graban en vídeo el nacimiento de su hijo para conservar ese gran momento.

MITO: SI BAILA DURANTE SU EMBARAZO DARÁ A LUZ ANTES DE TIEMPO

A menos que haya complicaciones que requieran que limite sus actividades físicas significativamente, si le gusta bailar, disfrútelo. Quiero que noten que en esta oración no especifican qué tipo de baile. No es lo mismo bailar salsa, cumbia, disco, rock o «las calmaditas». En general se recomienda que la mujer embarazada evite cansarse excesivamente. Evite bailar por períodos prolongados sin descansar (esto también depende de su condición física y sus actividades antes de embarazarse). Se recomienda evitar que el pulso se eleve por arriba de 140 latidos por minuto. Tome suficientes líquidos para evitar que la temperatura de su cuerpo suba por arriba de lo normal.

Es posible a medida que avanza su embarazo que tenga que descansar más entre la piezas o que baile más de las calmaditas y menos de las muy movidas.

COMPARTIR EL PARTO

Nadie mejor que su esposa sabrá el momento en que tendrá que ir al hospital. De modo que si usted ve que se rompe la fuente y todavía se toma su tiempo para ducharse, recoger sus cosas y luego ponerse en marcha, no se desespere. Normalmente todavía pasarán algunas horas hasta que su bebé nazca.

Algunos hospitales permiten que el esposo acompañe a la embarazada mientras transcurre el trabajo de parto. Si ese es su deseo, seguramente habrá hecho los arreglos pertinentes con el hospital. Si no es así, usted deberá aguardar el momento en una sala de espera hasta que se produzca el nacimiento.

En el caso de que haya decidido permanecer junto a ella hasta que nazca su bebé, siga estos consejos:

- Manténgala entretenida para que no piense en las contracciones.
- Manténgase en silencio y disminuya la intensidad de las luces para que descanse, si es lo que ella desea.
- Acompáñela a dar un paseo por la sala, si ella prefiere caminar.
- Asegúrese de que esté tomando líquidos para evitar que se deshidrate.

- Cuando vayan aumentando las contracciones, ayúdela a medir el tiempo en que transcurren y oriéntela con el tipo de respiración que tiene que practicar.
- Recuérdele que descanse entre una contracción y otra.
- Ofrézcale su mano o su brazo para que se apoye.
- Colabore con las instrucciones del personal médico.
- Cuando esté transcurriendo el parto, anime a su esposa a pujar cuando lo requiera y a respirar del modo en que le hayan enseñado.
- Una vez que nazca su bebé, cárguelo y comparta la felicidad del momento con su esposa.

Un 79 por ciento de los papás se encuentran en la sala de parto cuando nace su hijo.

ALGUIEN NUEVO EN EL HOGAR

Antes de que el bebé llegara a la casa, usted y su esposa eran quienes imponían los horarios. Ahora ustedes tendrán que adaptarse al horario del bebé.

Durante las primeras semanas de vida, el bebé se despertará varias veces en el transcurso de la noche para comer. Esta es su oportunidad de jugar un papel más activo en el cuidado de su hijo, algo que era más difícil cuando él estaba en el vientre de la mamá.

La crianza de un hijo debe ser asunto de ambos padres, no de la madre solamente. Aprenda a cambiar pañales y a mantener aseado y seco al bebé; esta será una buena forma de ayudar a su esposa para que descanse y reponga sus energías si está dando el pecho. Si el bebé se está alimentando con fórmula, también puede aprender a darle el biberón, turnándose para que todo el trabajo no recaiga sobre ella. Además, el contacto frecuente con su hijo le servirá para conocerlo más rápidamente y aprender a distinguir sus distintos tipos de llanto: porque tiene hambre, porque está mojado y requiere cambio de pañal, o simplemente porque quiere que lo carguen y lo arrullen.

Cuando se familiarice con los cuidados que requiere su bebé, comprenderá por qué su esposa no puede dedicarle a usted el tiempo que antes le dedicaba. Sin embargo, esto no significa que no puedan encontrar una manera de mantener a salvo su intimidad. Se trata de planificar y aprovechar los momentos en que el bebé duerme, que serán bastante frecuentes en los primeros meses, para que usted y su esposa puedan reencontrarse.

Y, si tienen algún familiar dispuesto a quedarse con el bebé de vez en cuando, aprovechen para salir solos a dar un paseo o visitar algún lugar adonde solían ir antes. La llegada del bebé al hogar no tiene por qué crear una división emocional entre ustedes, sino por el contrario; debe servir para estrechar aun más los lazos que los unen desde que decidieron compartir sus vidas.

> Algunos estudios médicos reportan que existe un ligero aumento en la incidencia de infertilidad en hombres que usan pantalones o calzoncillos muy ajustados.

MITO: LAS RELACIONES SEXUALES DURANTE EL EMBARAZO LASTIMAN AL BEBÉ

Cuando no hay algún problema o complicación durante el embarazo, las relaciones sexuales no tienen que evitarse. Se recomienda abstenerse en ciertos períodos del embarazo cuando hay peligro de aborto o de un parto prematuro. El bebito está protegido por el líquido amniótico en el que está flotando. En algunos casos cuando se acerca la fecha del parto en el noveno mes, su médico podría recomendarle usar un condón. Para disminuir el riesgo de infección en caso de que se reviente la fuente.

Mi consejo acerca de estas recomendaciones es: escuche, aprenda lo que es cierto, ríase de lo que es gracioso y olvídese de lo demás.

EL SEXO Y LA EMBARAZADA

No le crea a quien le diga que las relaciones sexuales durante el embarazo son perjudiciales, ya que, excepto en ciertos casos especiales en los que exista algún problema con el embarazo, la abstención no es necesaria. Es más, se sabe que las contracciones que realizan los músculos de la pelvis durante el acto sexual son ejercicios que los fortalecen. Lo que si puede cambiar son algunas de las posiciones, ya que hay que evitar posiciones que sean incómodas para la embarazada o que le presionen el vientre.

Naturalmente, en mujeres con embarazos complicados, con dolores vaginales, con amenaza de aborto o con abortos previos recurrentes, la situación es diferente. En estos casos el médico podría recomendar la interrupción de las relaciones sexuales durante el delicado período del primer trimestre.

Hay casos, sin embargo, en los que la abstinencia viene por otras razones. Hay hombres que, por temor a dañar a su compañera (aunque este temor sea infundado) en este delicado período, prefieren limitarse a caricias y juegos eróticos, sin ejercer la penetración, mientras que también algunas mujeres están tan concentradas en su maternidad (o se sienten tan molestas físicamente) que deciden pasar por alto el sexo en esos meses. En este caso, sea de quien sea la decisión, debe respetarse.

> El 41 por ciento de los preservativos o condones en los Estados Unidos de América se utilizan por hombres y mujeres entre los 35 y los 45 años de edad.

SEXUALIDAD DURANTE EL EMBARAZO

Su comportamiento sexual durante el embarazo puede ser realmente desconcertante para su esposo. Por eso es muy conveniente que ambos sepan por qué usted actúa diferente, si hasta este momento han tenido una vida sexual totalmente satisfactoria. Es posible que usted reaccione de maneras diferentes al estímulo sexual en cada etapa del embarazo.

Generalmente, durante el primer trimestre, las embarazadas se rehúsan a tener contacto sexual porque se sienten incómodas con los malestares propios de su estado. Es imposible que usted tenga deseos de hacer el amor si no le quitan las náuseas. Ni siquiera permitirá que su esposo le acaricie los senos si le duelen. Sin embargo, esta actitud irá cambiando cuando esos primeros malestares vayan pasando. Usted descubrirá lo placentero que resulta disfrutar del sexo por sí mismo y no como función reproductiva, cuando no tenga que preocuparse por usar anticonceptivos.

Haga a un lado el temor de que la penetración pueda hacerle daño a su bebé. Él está feliz de la vida, muy protegido dentro del saco amniótico, y no se percatará de nada a no ser por las leves contracciones pélvicas propias del orgasmo. Estas servirán de anticipo a las contracciones uterinas del parto y notará que, cuando cesan, el bebé se moverá repetidamente, como si le hubiesen servido de estímulo, pero no acelerarán el trabajo de parto si su embarazo no ha llegado a término.

Algunas veces, sobre todo en el último trimestre, pudiera sentir algunos calambres y dolores de espalda cuando termine el acto sexual. No tiene por qué asustarse porque eso es algo normal y se debe a la congestión venosa que existe en su pelvis a estas alturas del embarazo. Le sorprenderá asimismo la facilidad con que podrá disfrutar de orgasmos repetidos, algo que tal vez no le sucedía antes. Esto sucede porque los cambios hormonales que ha experimentado su cuerpo le han sensibilizado extremadamente la región vulvar y le han incrementado el flujo sanguíneo en la pelvis.

Es muy importante que le comunique a su esposo su estado de ánimo y no le oculte si se siente incómoda durante las relaciones sexuales. Después de todo, sólo será por unos meses, y durante ese tiempo podrían sustituirlas por otras formas de mostrar afecto y cariño.

LA ACTITUD DE SU PAREJA

Es muy probable que cuando su figura comience a mostrar los signos del embarazo, su esposo no se exprese en la intimidad con el mismo ímpetu y ardor que acostumbraba. Pero antes de hacer una tragedia de esto, piense que posiblemente actúa así porque teme lastimar al bebé. Efectivamente muchos hombres piensan que pueden dañar a la embarazada que tenga una predisposición natural a los abortos.

Pero si usted le ayuda a entender, y colabora con él tratando de modificar las posiciones en que acostumbraban tener relaciones antes, él se sentirá más confiado. Cada pareja encontrará la posición que le sea más cómoda y la modificará según las etapas del embarazo: las más usada son la penetración de costado o de espaldas, con el hombre encima de la mujer apoyándose en sus manos para descansar su peso sobre el vientre de ella y con la mujer encima, pero evitando una penetración profunda o violenta, que podría causarle dolor a la mujer.

Cuando esté en el último período del embarazo, posiblemente sus senos comenzarán a secretar el calostro cada vez que su esposo se los estimule. Si a él le molesta, la solución está en no tocárselos hasta que vuelvan a la normalidad. Pero para la mayoría de los hombres esto no es un problema.

No se cohíba con que su esposo la vea desnuda. Posiblemente cuando usted se ve ante el espejo piensa que se ve horrible, con esa barriga enorme y el ombligo salido. Sin embargo, generalmente a los hombres les gusta y les excita ver la nueva forma que ha tomado la figura de su mujer durante el embarazo. Si el cuerpo de una mujer embarazada no fuera hermoso, ¿usted cree que tantas estrellas de Hollywood se hubieran prestado a fotografiarse así?

LO QUE SE DEBE Y LO QUE NO SE DEBE HACER

- El sexo oral esté permitido durante el embarazo. Sólo que en este período usted tendrá un aumento de sus secreciones vaginales que podría molestarle a su pareja.

- Si el médico no le dice lo contrario, no le causarán ningún daño los espasmos pélvicos provocados por el orgasmo. Si no se siente animado para un contacto sexual con penetración, pueden lograr su satisfacción sexual e intimidad con caricias manuales mutuas.

- Si sospecha que su pareja pudiera trasmitirle alguna infección o enfermedad venérea, pídale que use un condón cada vez que tengan contacto íntimo. Es la única manera (aunque no cien por ciento segura) de que puede protegerse a sí misma y a su bebé.

- Durante el segundo y tercer trimestre del embarazo suele desparecer el dolor en los senos. Pero estos mantienen una enorme sensibilidad que usted tiene todo el derecho de disfrutar cuando su pareja la acaricie, y que le proporcionará mucho placer.

- Debe evitar la penetración vaginal después de tener penetración anal; esto podría provocarle una infección seria.

- Use su instinto y su sentido común al escoger las posiciones para tener relaciones sexuales. Proteja ante todo su área abdominal.

VICTORIA RUFFO
actriz (La fiera, Simplemente María, Pobre niña rica, Abrázame muy fuerte, La madrastra)

Durante los primeros meses de mi embarazo con mi primer hijo, José Eduardo, sentía tantos ascos y mareos que se me irritaba el carácter. No pocas veces sentía que me iba a morir… ¡pero nunca renegando de mi estado! Por el contrario, pensar que en poco tiempo tendría entre mis brazos ese pedacito de carne, para cuidarlo y protegerlo, me ponía más feliz e ilusionada que nunca. Además, me daban muchísimo sueño. Aparte de mis ocho horas normales me las ingeniaba para, durante el día, tomarme mis siestecitas de media hora o una hora.

Normalmente mi presión arterial es baja, pero a raíz del embarazo, me daban unos bajones de locura. Y, claro me asustaba muchísimo. Mi único antojo eran las tortas de aguacate. Subí diez kilos, que no son demasiados y que, por ser tan delgada, me sentaron de maravilla. Donde sí resentí más inconveniencias de embarazo fue en el plano mental. Me angustiaba muchísimo pensar cómo iba a enfrentar la responsabilidad de educar, bañar, darle de comer a mi hijo. «Y si me quedo sin trabajo… ¿qué vamos a comer? ¿dónde vamos a vivir?», me preguntaba.

Tomé mi curso profiláctico, pero estaba tan asustada en esos momentos que no me sirvió de mucho, porque la teoría tiene que ver mucho con la práctica. Para mi segundo embarazo, las situaciones y malestares no mejoraron mayormente.

Pero lo peor fue que hubo que recurrir a la cesárea. Como a mí nunca me habían operado de nada, no sólo le tenía miedo, sino un verdadero pavor, el pensar que pudiera resultar tan estrecha que la cesárea fuera la única vía para poder dar a luz.

Luego de todas estas cosas, creo que soy la menos indicada para darle consejos a una mamá primeriza. Pero sí puedo decirle que asuma el embarazo como la mayor y más hermosa satisfacción que pueda tener una mujer.

Capítulo 8

EL PRIMER TRIMESTRE

Los signos y síntomas que mencionamos son diferentes en cada mujer y aun en la misma mujer puede ser distinto en diversos momentos.

PRIMER MES: CAMBIOS EN LA MAMÁ

Físicos

En esta etapa inicial, a pocos días de la concepción, la embarazada apenas se da cuenta de que lo está. Casi siempre el primer mes de embarazo pasa inadvertido; sin embargo, es el período en que se inicia la gestación. En este momento el ser que se está formando se conoce como embrión, y no es hasta el tercer mes que se le denomina feto. Los cambios que puede experimentar durante el primer mes son:

- Posible aparición de manchas en la piel.
- Aumento en la sensibilidad de los senos.
- Cambios en la coloración de las encías (que se tornan rojizas).

Ya desde el primer mes, si confirma que está embarazada, la futura mamá debe empezar a tomar algunas medidas de precaución, como la de dejar de ingerir bebidas alcohólicas, dejar de fumar y no tomar ninguna medicina (aunque se venda sin receta) sin consultar a su médico.

FISIOLÓGICOS

- Mareos, fatiga.
- Sangrados vaginales ligeros.
- Posibles náuseas o vómitos en la mañana debido a trastornos del aparato digestivo.
- Agruras o acidez y ardor estomacal.
- Aversión por algunos alimentos.
- Pérdida del apetito.
- Posible aumento en la cantidad de saliva.
- Calambres

PSICOLÓGICOS

- Tensión debida a preocupaciones en relación con el embarazo.
- Cambios súbitos en el estado de ánimo, irritabilidad.
- Falta de fuerza de voluntad, abandono físico.
- Dudas, incertidumbre.
- Tendencia al aislamiento.
- Dificultad para concentrarse y para mantener su atención, ensimismamiento.
- Ansiedad.
- Depresión sin motivo aparente.
- Sentimientos ambivalentes, confusión entre alegría y duda.
- Preocupación por el futuro económico inmediato al parto.
- Sentimiento de soledad.
- Alegría y entusiasmo por el acontecimiento del embarazo.

MITOS BASADOS EN LA MAGIA Y EL FOLKLORE

- Si la embarazada duerme de día, el niño nace con los párpados abultados.
- Si la embarazada mastica chicle, se le endurece el paladar al niño y se le ponen gruesas las encías. Eso no le permitirá al bebé tomar el seno de la madre y morirá de hambre.
- Si la embarazada come tamales pegados a la olla, el niño se pega y no puede salir en el momento del parto.
- Si la embarazada ve ahorcados en la televisión o el cine, el niño se enrollará en el cordón umbilical
- Las relaciones sexuales se aconsejan después del primer trimestre con el fin de que el niño crezca bien, ya que si esta fuente de energía le falta, será débil y enfermizo. Pero cuando el vientre ya es redondo, se prohíben las relaciones sexuales porque el niño saldrá sucio a la hora del parto, como si estuviera bañado en atole de maíz o se le pegará al vientre y el parto será prolongado y doloroso.

SEGUNDO MES: CAMBIOS EN LA MAMÁ

FÍSICOS

Durante el segundo mes de gestación, por lo general, se acude al médico para verificar la sospecha (ante la ausencia de la menstruación y ciertos malestares ligeros) de un embarazo. Los siguientes cambios son típicos:

- Hinchazón ligera en las manos, los pies o la cara.
- Endurecimiento y aumento en el volumen de los senos y los pezones.
- Ligero aumento de peso. En muchos casos este se debe a una reacción de ansiedad. A las mujeres que tienen exceso de peso antes del embarazo, se les recomienda que tengan cuidado para que no aumenten demasiado; a las que pesan menos de lo

normal, se les recomienda procurar aumentar de peso al principio del embarazo, sobre todo a las que sufren de vómitos y náuseas. El peso que se pierde por estos motivos se recupera rápidamente.

- Ensanchamiento de las caderas por expansión de la pelvis.
- Cambios de coloración en el pezón y la aureola que se vuelven más oscuros. Las glándulas de las aureolas se vuelven más prominentes.
- Ligera irritación de las encías, acompañada de inflamación.
- Las uñas de las manos se vuelven más suaves y quebradizas.
- Cambios en el color de la piel (más oscura) en algunos lugares del cuerpo (la línea del ombligo al pubis, o en el rostro).

FISIOLÓGICOS

- Dificultad para dormir, insomnio. En los primeros meses del embarazo, con frecuencia usted siente ganas irresistibles de dormir, aunque luego, en el período final, la dificultad para conciliar el sueño constituye un problema bastante común. Los movimientos del feto en su vientre pueden provocar insomnio; cuando esto sucede, el cambiar de posición puede ayudar.
- La compresión de la vejiga por el aumento del útero y el peso del feto. Esto crea presión que incrementa la frecuencia de las ganas de orinar.
- Hinchazón de los pies. Las venas se ven prominentes.
- Irritación de la piel, sensación de escozor en todo el cuerpo.
- Déficit de minerales. Esto podría contribuir a descalcificación de los huesos anemia y decoloración de la piel. Su médico le asesorará en la dieta y los suplementos vitamínicos y de minerales que debe de tomar.
- Acidez, especialmente por la mañana.
- Estreñimiento.
- Gases, indigestión.
- Dolores musculares y articulares.
- Dolores de cabeza, migraña.
- Dolor de espalda y cintura. En la medida en que el embarazo avanza, la postura de su cuerpo cambia por el peso y el volumen del vientre.
- Antojos. Estos pueden aparecer a lo largo del curso del primer trimestre y pueden durar todo el embarazo.
- Podría notar exceso de producción de saliva. Por regla general, este síntoma desaparece en el segundo trimestre, pero puede persistir durante todo el embarazo.

● Náusea y vómitos en la mañana. Generalmente las náuseas aparecen hacia la tercera semana y desaparecen alrededor del cuarto mes. Se producen, más frecuentemente por la mañana en ayunas, y desaparecen después del desayuno. Si persisten, debe consultar a su médico para que sea él o ella quien determine si pueden tener otra causa.

CÓMO EVITAR LAS NÁUSEAS*

Por la mañana

▪ Si las náuseas se presentan por la mañana, antes de levantarse, desayune en la cama y quédese acostada.

▪ Coma pan tostado o galletas de soda.

▪ Beba un té caliente, por ejemplo de manzanilla o anís.

Durante el día

▪ Reparta las tres comidas principales del día en pequeñas cantidades cada una y coma varias veces al día.

▪ Evite los alimentos grasosos o difíciles de digerir.

▪ Si los alimentos sólidos le dan más problemas que los líquidos, beba muchos líquidos cuando tenga náuseas y coma sólidos cuando no las tenga.

▪ Tome sólo líquidos en una comida y sólo sólidos en otra.

▪ Tome sorbos de agua carbonada (gaseosa). Seleccione una que no tenga cafeína.

▪ Ralle jengibre, un remedio natural para la náusea, en las verduras u otros alimentos.

▪ Chupe un limón fresco recién cortado. Esto puede causar agruras.

▪ Evite las cosas que le causan náusea, como ciertos olores, ciertos movimientos o ciertos ruidos.

▪ Evite el sobrecalentamiento y el sudar excesivamente; esto puede contribuir a la náusea.

*No tome ninguna medicina para la náusea que no le haya recetado su doctor.

CÓMO EVITAR LAS NÁUSEAS

Por la noche

■ Prepare una cena ligera y sencilla. Evite comer cantidades grandes y alimentos difíciles de digerir (grasosos, condimentados).

■ Tome sus vitaminas con el alimento por la noche si este es el momento en el que tiene menos náusea. Algunos médicos recomiendan tomar más vitamina B6 (unos 50 microgramos extra) para disminuir la náusea.

PSICOLÓGICOS

- Preocupación por la pérdida de la figura. Es inevitable que el embarazo cambie radicalmente su aspecto físico; sin embargo, usted debe recordar que estos cambios físicos y psicológicos son perfectamente normales y transitorios y que, por lo tanto, no es necesario convertir esto en una tragedia. Trate de aceptar, disfrutar y adaptarse a su nueva condición. El estar tranquila le ayudará tanto a su salud física y mental como a la salud de su futuro bebé.

- Irritabilidad.

- Llanto incontrolable sin motivo, seguido de risa y júbilo.

- Preocupación por los distintos cambios físicos o psicológicos que le están sucediendo.

- Pesadillas (casi siempre asociadas con el bebé y el parto).

- Necesidad de atención durante este período. Usted, sin darse cuenta, se vuelve muy susceptible y exige que se le mime y se le atienda en todo momento.

- Dificultad pare mantener su atención y su concentración en los quehaceres diarios.

- Creación de fantasías con la imagen del hijo que espera; establezca diálogos silenciosos con su futuro hijo.

TERCER MES: CAMBIOS EN LA MAMÁ

Físicos

- Aumento de peso.
- Aumento de la cavidad uterina al distenderse los ligamentos del útero.
- Ensanchamiento de los pómulos faciales, la nariz y la boca.
- Continúa el aumento en el tamaño de los senos.
- Hinchazón en las manos y los pies.
- Aumento en el tamaño del abdomen.
- Aparición de estrías (cuarteaduras) en la piel.

Fisiológicos

- Dolores de cabeza, a veces debidos a cambios en la presión arterial.
- Posible aparición de infección urinaria.
- Posible pérdida de apetito sexual. Con algunas excepciones, la pareja puede tener relaciones sexuales durante el embarazo. Sin embargo, existen toda una serie de barreras psicológicas que pueden inhibirlas. Una de ellas es creer que las contracciones uterinas que se producen con el orgasmo puedan provocar un aborto o parto prematuro. A menos que por algún problema especial en su caso, su médico le recomiende que se abstenga de tener relaciones sexuales, no es necesario hacerlo. Obviamente que tampoco tiene que hacerlo si no lo desea.
- Alteración del sueño.

Psicológicos:

- Estados emocionales de expectativa, temor y preocupaciones por el bienestar físico del bebé.
- Interés por informarse sobre el parto y hacer planes para el posparto.
- Sentimientos de alegría en la presencia de niños pequeños.
- Deseo de comunicarse de manera más directa con el bebé (ya sea a través de caricias en la barriga o iniciando un diálogo cariñoso de usted hacia él o ella).

MITO: HAY MÁS NACIMIENTO CUANDO HAY LUNA LLENA

También dicen que los locos salen cuando hay luna llena. Los estudios científicos no respaldan cien por ciento ninguna de las dos teorías. Algunas personas dicen que cuando baja la presión barométrica, como cuando hay luna llena, una tormenta de nieve o un huracán, la fuerza de gravedad hace que se rompa la fuente y por eso se da a luz con mayor frecuencia en esos días.

Quizá también aumente la concepción en los días de luna llena. Esto no tendría que ver con las fuerzas de la gravedad. La luna llena se ha relacionado con lo romántico… Los dejo que lleguen a sus propias conclusiones.

CÓMO SE HA DESARROLLADO EL BEBÉ

Alrededor de veintiún días después de la última menstruación, el huevo fertilizado se adhiere a las paredes del útero. Las primeras ocho semanas se le conoce como embrión, después se le llama feto. En el primer mes mide entre un cuarto y media pulgada y tiene una hendidura o canal que se convertirá en el sistema nervioso. Tiene unas prominencias que serán las futuras vértebras, costillas y músculos del tronco. El aparato digestivo del bebé empieza a formarse.

A principios del primer trimestre se van desarrollando los órganos internos, entre ellos el corazón y el aparato cardiovascular (por lo que es una etapa vulnerable para las malformaciones cardíacas). En un extremo aparece un abultamiento que será la cabeza (ahora con un cerebro rudimentario). A partir de pequeños muñoncitos, se van desarrollando y alargando lentamente los brazos y las piernas, y el cráneo transparente permite ver el cerebro.

Alrededor de la sexta semana aparecen, en la línea media de la espalda, veinticinco cubitos que representan las futuras vértebras (que pronto aumentan en número hasta convertirse en cuarenta y una). En su cabeza (que ya comienza a separarse un poco del cuello) se notan ahora los pabellones de las orejas, la barbilla y el cuello. Al final del primer trimestre se dibujan los labios y se notan los dientes de «leche» en las encías. En este momento, los orificios de la nariz están totalmente formados.

Cerca de la octava semana el embrión mide una pulgada y un octavo. La cabeza y el tronco se enderezan. Y los dedos de las manos aparecen con membranas interdigitales y los deditos de los pies comienzan a alargarse. Es importante recordar que durante todo este tiempo del desarrollo embrionario (especialmente hasta la octava semana, más o menos) cualquier accidente, trauma o infección que usted sufra puede causar daños permanentes en el sistema nervioso central, así como en cualquier otro órgano del cuerpo del futuro niño.

A partir de la semana novena el desarrollo del feto está dirigido al crecimiento y maduración de tejidos y órganos que comenzaron a formarse en la etapa embrionaria.

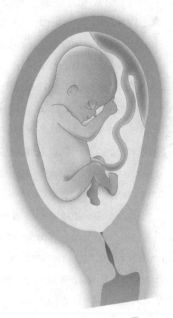

Tercer mes

El feto tiene ahora una pulgada y un cuarto de longitud y pesa cerca de media onza. Aparecen las primeras señales de diferenciación sexual, es decir, la determinación de si el bebé será niña o niño, y el sistema digestivo ya es capaz de producir movimientos y contracciones.

Cerca del final del primer trimestre, la cabeza del bebé ocupa un tercio del total de su cuerpo y sus huesos se endurecen, al igual que las uñas y el cráneo. Aunque no lo sienta todavía, a estas alturas el feto se está moviendo.

Lo que mantiene protegido al embrión inicialmente y luego al feto, es el saco amniótico, una membrana que contiene el líquido amniótico en donde flota el feto. El cordón umbilical une al bebé con la placenta, el órgano que está adherido al útero, permitiendo el intercambio entre la sangre materna y el bebé. Este es su sistema de sustento. La placenta nutre al feto, le proporciona alimentación, los anticuerpos contra enfermedades y el oxígeno; remueve los productos de desecho además de producir ciertas hormonas que permiten que el embarazo continúe. A los nueve meses, la placenta pesa aproximadamente una libra y media.

ANGÉLICA RIVERA
actriz (La dueña, Ángela, Huracán,
Sin pecado concebido, Mariana de la noche)

Cuando nació mi primera hija, Angélica Sofía, pesó 3 kilos 300 gramos y midió 51 centímetros. Embarazada, se me antojaban pastelitos y postres, pero evitaba comerlos, no para no perder la figura, sino porque pensaba que no le iban a hacer bien al bebé. Si para buscar mi realización como mujer, trayendo un hijo al mundo, no me importó hacer un receso en mi carrera (que estaba en un punto sumamente positivo) ¡mucho menos me iba a importar perder la figura! En los primeros meses me dio muchísimo sueño y, para que el bebé naciera sano, deje de fumar.

Entre mis amigas no faltó quien me sugiriera que me hiciera un ultrasonido para conocer el sexo del bebé, pero ni mi esposo ni yo accedimos. Siempre creímos que el hecho de que el bebé fuera una sorpresa hacía que la alegría del nacimiento fuera más completa. A pesar de que los médicos hicieron todos los esfuerzos porque naciera por parto natural, no fue posible y hubo que recurrir a la cesárea. Cuando tuve a mi chiquita en mis brazos fue muy grande la emoción que sentí. No tuve problema para amamantarla yo misma y eso me hace tener fe en que se va a criar sana y fuerte. El embarazo me aumentó sólo nueve kilos, de los que en el primer mes posterior al parto ya había bajado la mayoría.

Capítulo 9

EL SEGUNDO TRIMESTRE

N o todos los signos o síntomas mencionados aparecen en todas las mujeres y algunos aparecen en diferentes momentos en la misma mujer.

CUARTO MES: CAMBIOS EN LA MAMÁ

FÍSICOS

- El abdomen sigue creciendo, al igual que los senos.
- Las piernas se inflaman y las venas en el abdomen y las piernas (o várices en las piernas si se tienen) se hacen más visibles a medida que aumenta el peso.
- Las facciones del rostro cambian ligeramente.
- El peso del vientre inclina la columna hacia delante, arqueándola.
- Cambia la textura del cabello, el cual se hace mucho más seco.

FISIOLÓGICOS

- Aumenta la cantidad de sangre y líquidos del organismo.
- El volumen del líquido amniótico aumenta.

- Usted puede desarrollar deficiencia de hierro, calcio, magnesio y zinc (el médico le ayudará a prevenir asesorándola en la dieta y con las vitaminas y minerales prenatales que le recomendará en forma de pastillas).
- Podría notar ligera falta de aire.
- Podría notar hinchazón por retención de líquidos.
- Algunas mujeres desarrollan alergia a ciertas cosas en el medio ambiente, a ciertas plantas, a ciertos animales o al polvo, etc.
- Podría notar una secreción de un líquido blanco, lechoso y espeso de los senos.
- Podría aparecer irritación de la piel en el rostro, los brazos y las piernas.
- Generalmente las náuseas y los vómitos desaparecen o disminuyen en esta etapa.
- Podría notar incremento en el sueño o somnolencia durante el día.
- Aumenta el riesgo de que se eleve el azúcar en la sangre, causando diabetes.
- Podría sufrir de cistitis, ardor cuando se orina (esto generalmente sugiere una infección en la vejiga).
- Podría padecer de congestión frecuente en la nariz o en los oídos.
- Podría tener sangrado por la nariz.
- Podría notar un poco de sangrado de sus encías cuando se cepilla los dientes.
- Podría desarrollar hemorroides, en algunos casos con sangrado después de la evacuación.
- Podría experimentar estreñimiento y distensión abdominal por gases.

PSICOLÓGICOS

- Es posible que sienta hostilidad encubierta o inconsciente hacia aquellas personas cercanas a usted que no responden a la necesidad de atención que reclama en todo momento.
- Puede tener irritabilidad y los síntomas mencionados en el primer trimestre. Algunas mujeres se frustran si aún no pueden usar ropa de maternidad porque no han subido suficiente de peso pero su ropa normal ya no les queda, les aprieta.
- Se vuelve comunicativa, extrovertida, busca el contacto con la naturaleza (playa, parques, lagos, etc.) y la compañía de otras embarazadas y madres.

MITO: SI SU MAMÁ TUVO UN PARTO FÁCIL, EL SUYO LO SERÁ TAMBIÉN

Si bien es cierto que la herencia juega un papel importante en el tamaño de la pelvis, ciertas características físicas y mentales pueden contribuir al grado de dificultad en el parto. Pero hay muchos otros factores que determinan qué tan fácil o difícil es: la posición y el tamaño del bebé, la alimentación de la madre, ciertos hábitos de la madre como el fumar, el ejercicio, etc.

QUINTO MES: CAMBIOS EN LA MAMÁ

FÍSICOS

- Estrías en la piel del vientre y los brazos.
- Aumento rápido de peso.
- Inclinación marcada de la columna y los hombros.
- Continúa la inflamación de las extremidades, en especial de los pies y las manos.
- Dolores de espalda y de columna.
- Venas dilatadas (várices).
- Dolores en todo el cuerpo como resultado de las malas posiciones adoptadas al dormir.
- Percepción de los movimientos fetales.

FISIOLÓGICOS

- Aumento en la secreción del flujo vaginal, espeso y blanco.
- Sudoración.
- Adormecimiento de brazos y piernas.
- Cambios bruscos de la temperatura en el cuerpo.
- Dolores de cabeza y de pelvis.
- Pulso más rápido, a veces con palpitaciones.

PSICOLÓGICOS

- Impaciencia e irritabilidad, pero los cambios en el estado de ánimo son menos marcados.
- Ansiedad.
- Preocupación por el desarrollo normal del bebé y el embarazo.
- Adaptación a los cambios fisiológicos que están ocurriendo en su cuerpo.
- Entusiasmo y motivación hacia el embarazo y el bebé.
- Conciencia de la necesidad de hacer ejercicios, caminar nadar, cuclillas, etc.

Un 53 por ciento de los hombres que han sido presidentes norteamericanos han sido los hijos mayores de sus familias. De los primeros veintitrés astronautas norteamericanos, veintiuno han sido hijos mayores.

SEXTO MES: CAMBIOS EN LA MAMÁ

FÍSICOS

- Continúa el aumento de peso y el ensanchamiento de las caderas.
- Dolor en los senos por aumento de tamaño.
- Persisten las manchas y las estrías en la piel.
- Sangran las encías.
- Dolores de espalda y columna provocados por el peso del vientre e inclinación de la columna (ciática).

FISIOLÓGICOS

- Presión arterial variable.
- Escozor en todo el cuerpo.
- Indigestión acompañada de distensión por gases.
- Congestión nasal y en los oídos.
- Sed constante, necesidad de consumir mucho líquido.
- Estreñimiento.
- Dolor en las articulaciones, manos, brazos y rodillas. (Sin embargo, no se recomienda que las embarazadas tomen aspirinas, sobre todo durante los últimos tres meses antes de la llegada del bebé.)
- Fatiga.

PSICOLÓGICOS

- Se le olvidan las cosas fácilmente, dificultad para concentrarse, apatía.

- Ansiedad, que provoca necesidad de comer ciertos alimentos (antojos, lo que podría producir aumento de peso).

- Sueña mucho con el futuro bebé, el parto y el hogar. En ocasiones puede haber pesadillas relacionadas con el parto y el feto.

EL EMBARAZO EN CIFRAS

- Los Estados Unidos de América tienen el doble de embarazos juveniles que otras naciones industrializadas del mundo. Más del 80 por ciento de los embarazos de niñas menores de edad no fueron planeados.

- Tres de cada cinco mujeres adultas y cuatro de cada cinco adolescentes no tienen la menor idea de cuando están más propensas a salir embarazadas. La mayoría de estas mujeres no sabe que las mayores posibilidades del embarazo se producen cuando el acto sexual tiene lugar catorce días después del primer día de la menstruación (cuando se tiene un ciclo menstrual regular de cada veintiocho días).

- Las mujeres de la raza negra tienen un 25 por ciento más de probabilidades que las de raza blanca de tener un parto múltiple.

- Toda mujer tiene un 2 por ciento de probabilidades de tener gemelos... o más.

CÓMO SE HA DESARROLLADO EL BEBÉ

En el tercer y el cuarto mes del embarazo el feto mide de cuatro a siete pulgadas y pesa unas ocho onzas. El rostro está definido: están casi completamente formados los ojos, la boca, la nariz y las orejas. Los párpados se contraen, pero están aún cerrados. La boca se abre y se cierra. El cuello se mueve en todas direcciones.

Se han alargado las extremidades superiores e inferiores y ya la función gastrointestinal está desarrollada, permitiéndole al feto tragar líquido amniótico (que es el líquido que lo rodea y lo protege). El hígado, el páncreas y las glándulas salivales funcionan activamente, mientras que la médula espinal está completamente estructurada.

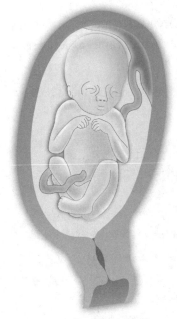

Cuarto mes

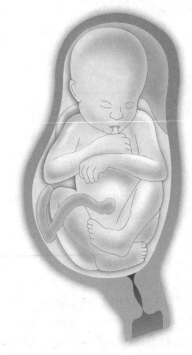

Sexto mes

Al comienzo del quinto mes, empiezan a aparecer el pelo, las cejas, las uñas de los pies y un vello muy fino que cubre su cuerpo. El futuro bebé hace muecas, frunce el ceño y guiñe los ojos. La madre comienza a percibir los movimientos del feto en su vientre; siente como golpecitos muy suaves que da el feto con sus pies y manos. Esta es una etapa en que el corazón late a ciento cuarenta pulsaciones por minuto. A partir de ahora, la criatura alterna el sueño con períodos de vigilia.

Entre los cinco y los siete meses de embarazo, el feto pesa entre una y tres libras y mide entre nueve y diecisiete pulgadas. En su cuello, que ya está más proporcionado, comienzan a funcionar las glándulas sebáceas, las cuales segregan una sustancia aceitosa que forma una capa protectora (vernix caseosa) para cubrir la piel del feto hasta el momento del nacimiento. Esta fina capa sustituye el vello fino que cubría su cuerpo. Las rodillas se mantienen pegadas al vientre y los brazos doblados sobre el pecho, aunque sus movimientos, en general, son más vigorosos. Están definidas la nariz y los orificios nasales; los párpados se separan y se abren parcialmente los ojos. Crecen las orejas y el cuello se estira; se chupa uno de sus dedos. Esta es la etapa en que la madre puede comenzar a percibir el hipo de su bebé como un latido en la parte baja de vientre.

Como resultado del desarrollo de los sentidos, el feto es capaz de oír al final de este trimestre. No sólo escucha constantemente los sonidos que provienen del corazón y los demás órganos de su madre, sino también los latidos de su propio corazón y los ruidos y soni-dos del mundo exterior. Unos son agradables y tranquilizadores como las voces de sus padres, y otros lo alteran como los ruidos fuertes, agudos y estrepitosos. También el feto es sensible a la luz y reacciona cuando la madre recibe la luz solar en el vientre.

Aunque el feto ya tiene todos sus órganos bastante desarrollados (entre el quinto y el sexto mes), si naciera en ese momento correría el riesgo de morir en pocas horas, pues su sistema respiratorio aún está inmaduro.

NATALIA ESPERÓN
actriz (Agujetas color de rosa, Por un beso, La esposa virgen)

En mi embarazo se me antojaba mucho comer tamales verdes, mole y todo lo que fuera comida típica mexicana. Aumenté dieciocho kilos, pero luego de cumplir la cuarentena posterior al embarazo me encargué de eliminarlos con dietas y rutinas de ejercicios.

A pesar de que mucha gente nos decía que por no ser el ultrasonido un método cien por ciento seguro para conocer el sexo del bebé nos podíamos exponer a una decepción, nos arriesgamos. ¡Y acertamos: fue una niña! Se llama Natalia, igual que yo, y nació pesando 2 kilos 500 gramos, con una estatura de 50 centímetros. Siento que el ser mamá a una edad tan joven (tengo veintiún años) representa una ventaja, puesto que me va a permitir llevarme mejor con mi hija.

Lo peor de mi embarazo fue la cesárea a la que me tuvieron que someter. Llegué muy asustada, porque no faltaba quien me dijera que era un momento espantoso, en el que una se sentía morir. Sin embargo, la atención de los médicos fue tan buena que casi ni lo sentí. Además, que cuando tú ves a tu chiquito con los ojos bien abiertos, moviendo sus pies y sus manitas, se te olvida todo…

Entre los primeros recuerdos que me deja este primer embarazo, pues hemos pensado tener dos o tres bebés más pero no antes de tres años, está el hecho de ver a mi esposo platicándome para calmar mis nervios y, luego, enterarme de que fue el quien cortó el cordón umbilical.

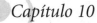

Capítulo 10

EL TERCER TRIMESTRE

SÉPTIMO MES: CAMBIOS EN LA MAMÁ

FÍSICOS

- Subida de peso, debido al aumento del volumen del líquido en el cuerpo.
- Desequilibrio en la postura, inclinación hacia adelante o hacia los lados (izquierda-derecha) de los hombros y las caderas.
- Incomodidad en la parte baja del vientre y dolor de espalda.
- Persistente dilatación de las várices (venas).

FISIOLÓGICOS

- Ligera falta de aire; la respiración se vuelve entrecortada y puede producir frecuentes ahogos.
- Más actividad fetal.
- Aumento en la cantidad de flujo vaginal.
- Estreñimiento, indigestión y distensión por gases.
- Hemorroides.

- Acumulación de líquido en las extremidades (durante el día en las partes más bajas del cuerpo).

- Cambio en la coloración de la orina debido a la presencia de glucosa (azúcar) o infecciones. Esto no es normal y requiere tratamiento.

PSICOLÓGICOS

- Preparación psicológica para el parto.
- Mezcla de etapas de temor y de alegría.
- «Fantasías prenatales», que duran aún más tiempo. Imagina al bebé y al parto (el bebé jugando con usted, etc.) y se presta poca atención al entorno social y familiar.
- Necesidad de contacto físico: amoroso, caricias, abrazos, etc.

OCTAVO MES: CAMBIOS EN LA MAMÁ

FÍSICOS

- Continuación de algunas de las molestias que aparecieron anteriormente, muchas de ellas debidas a la «sobrecarga», y también a las alteraciones físicas en el aparato motor es decir los huesos los músculos y las articulaciones. El dolor de espaldas es más severo.
- Sensación de tirantez en la ingle y la pelvis.
- Pesadez en el área púbica. Algunas posiciones resultan dolorosas.
- Aumento en el tamaño del útero que comprime el diafragma (el músculo que separa al tórax del abdomen), produciendo dolores abdominales; el ombligo puede volverse prominente.
- Sensación de falta de aire, aunque la frecuencia respiratoria no varíe.

MITO: SI TIENE MUCHAS AGRURAS DURANTE EL EMBARAZO, EL BEBÉ NACE CON MUCHO PELO

Las agruras se deben al reflujo del ácido del estómago al esófago. El esófago es el tubo que conecta a la boca con el estómago. Normalmente un músculo pequeño entre el esófago y el estómago no deja que el ácido suba al esófago. Las hormonas como la progesterona disminuyen la fuerza de ese músculo durante el embarazo. Además el crecimiento de la matriz empuja a otros órganos en el abdomen, incluyendo al estómago. Esto también puede contribuir a las agruras. Suceden con mayor frecuencia en el segundo y tercer trimestre del embarazo.

Ahora… la relación entre las agruras y el pelo en el bebé no tiene una base científica. He tenido pacientes que no han padecido de agruras que tienen bebitos con mucho pelo al nacer y otras que tuvieron unas agruras terribles y cuyos bebitos nacieron calvitos. Tampoco tiene relación la cantidad de pelo con los picantes o el chile. Aunque hay quien se unta chile en el cuero cabelludo «para que salga más pelo», el chile se digiere en el estómago y cuando le llega al bebé en la matriz ni se reconoce como chile.

Por cierto, no estoy sugiriendo ni recomendando que use chile en el cuero cabelludo.

FISIOLÓGICOS

- Mucho sueño.
- Posibles mareos, dolores de cabeza y sensación de desmayo.
- Flujo continuo vaginal y abundante.
- Continúan la indigestión, las agruras y el estreñimiento.
- Ritmo cardíaco variado, hasta llegar a un aumento de su frecuencia de diez latidos más por minuto (ligera taquicardia).

- Aumento en el flujo sanguíneo del útero.
- Más actividad fetal.
- Mayor retención de líquidos, especialmente en las piernas, al final del día.

PSICOLÓGICOS

- Aumentan los temores a un parto largo y con complicaciones.
- Los deseos de que el embarazo llegue a su término aumentan.

NOVENO MES: CAMBIOS EN LA MAMÁ

FÍSICOS

- Flujo vaginal más abundante y continuado, con mucosidad y a veces manchado con sangre.
- Dolores de senos, de espalda y de pelvis, cada vez más agudos en la medida en que se acerca el momento del parto.
- Dilatación de las venas (várices) en las piernas.

FISIOLÓGICOS

- Dolores y alarma de «trabajo de parto falso» ya que las contracciones se vuelven más intensas y algunas con dolores.
- Contracciones irregulares, rápidas.
- Diarreas, en muchos casos incontrolable.
- Ruptura de las membranas, de la «fuente» (lo cual significa que el parto es inminente).
- Estreñimiento.
- Agruras, acidez, distensión abdominal por gases.
- Hemorroides.
- Mareos, sensación de desmayo o dolores de cabeza.
- Congestión nasal, con sangrado ocasional y congestión en los oídos.
- Enrojecimiento de las encías con sangrado ocasional.
- Calambres en las piernas.
- Dificultad para dormir.
- Aumento en la frecuencia para orinar.

PSICOLÓGICOS

- Entusiasmo y alegría por un lado y sensación de temor al mismo tiempo.
- Ansiedad y distorsión de la percepción del tiempo.
- Alivio de saber que ya el proceso del embarazo ha llegado a su final.
- Alegría por lo que vendrá.

¿CUÁNTOS BEBÉS NACEN EN CADA MES?

Según Tom Heymann, en su libro *El censo no oficial de los Estados Unidos*, hay meses más prolíficos que otros. De acuerdo al índice de natalidad, el orden descendente es el siguiente:

1. Septiembre
2. Marzo
3. Mayo
4. Enero y agosto
5. Febrero
6. Julio y diciembre
7. Junio
8. Abril
9. Noviembre
10. Octubre

CÓMO SE HA DESARROLLADO EL BEBÉ

En el último trimestre, el feto fundamentalmente crece y aumenta de tamaño, ya que su cuerpo y sus órganos de los sentidos (oído, vista, olfato, gusto y tacto) están completos y sólo les hace falta madurar.

Entre los seis y siete meses mide entre once y diecisiete pulgadas y puede pesar entre una libra y media y tres libras. Los ojos están totalmente abiertos, pero las pupilas están cubiertas todavía por una membrana. El sistema nervioso ha madurado considerablemente.

Los pulmones cumplen con la función respiratoria y el feto puede inspirar y exhalar, controlando rítmicamente la respiración y la temperatura de su cuerpo. La médula ósea comienza a producir glóbulos rojos y el sistema gastrointestinal empieza a producir ciertas substancias. Aparece el meconio, que son las primeras heces fecales del feto.

En esta etapa el feto posee casi la totalidad de sus neuronas. Las neuronas establecen relaciones entre los centros nerviosos, que a estas alturas ya son complejos.

Los reflejos de la criatura, que mueve brazos y piernas y gira sobre sí mismo, han madurado y la fuerza de sus músculos es mayor. El feto sietemesino está listo para nacer, pero su estado aún es delicado, y no tiene ni el peso ni la energía suficientes para enfrentarse al mundo exterior.

Entre los siete y los ocho meses su peso es de dos libras y media a seis libras y mide entre catorce y dieciocho pulgadas. El estómago, los intestinos y los riñones funcionan como lo harán en el futuro y todos los órganos más importantes están listos.

Se aprecian ya las circunvoluciones del cerebro. Al final del tercer trimestre, la membrana que cubría las pupilas desaparece, por lo que los ojos pueden responder a la intensidad de la luz. El feto en este período adopta la posición cefálica (la cabeza hacia abajo).

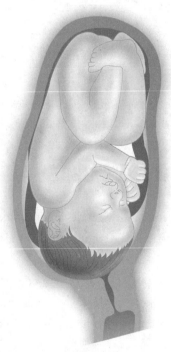

Esto no siempre sucede así, algunos toman otras posiciones como son de nalgas, de pie, con la cara hacia el frente, etc. La posición cefálica es la más adecuada pues facilita la entrada del feto al canal del parto.

Entre los ocho y nueve meses el feto ya mide entre dieciséis y veintidós pulgadas y pesa entre cuatro y diez libras. El futuro niño está totalmente formado: cierra las manos, tiene el sentido del gusto y muestra un tórax prominente. En el caso de los varones, los testículos han bajado el escroto. Como ha aumentado de peso y tamaño, el bebé se mueve con menos frecuencia, pero sí con más fuerza, y hacia finales de mes, ya está listo para nacer.

En el noveno mes el bebé adopta la posición para el parto. El cordón umbilical y la matriz, junto con el cuerpo del bebé forman una sola masa compacta. En este momento, el feto ocupa

Octavo a noveno mes

prácticamente toda la barriga de la madre. Está relajado; su respiración es más suave y pausada y aún responde a las vibraciones, la luz y el sonido, lo cual es una señal positiva.

En este mes se harán varias pruebas como un ultrasonido para medir la respuesta motora del feto, la cantidad de líquido amniótico disponible y la frecuencia de los latidos de su corazón.

ALEJANDRA ÁVALOS
actriz (*El padre Gallo, Morir dos veces, Soñadoras, Apuesta por un amor*) y cantante

En mi embarazo, sin saber por qué, me volví adicta al limón, cuando antes no me agradaba demasiado. Tuve una de achaques que no veas: se me antojaba mucho la comida típica mexicana, especialmente la de mucho picante. Me agarraba una sed bárbara, me daban muchas ganas de ir al baño, me dolía la cabeza con frecuencia, sufría de insomnio, caía en la depresión… ¡Me ponía insoportable!

Mi hija Valentina nació por una cesárea. Se decidió que fuera de esta manera el alumbramiento ya que mi cavidad pélvica resultó muy estrecha y el bebé venía boca arriba. Les pedí a los médicos que me bloquearan para no sentir el dolor, porque quería concentrarme en la música de Mozart, que escogí ex profeso para ese día. Mientras, pensaba que el formar dentro de mi seno a un ser que llevaba mi sangre y mi carne era lo más parecido a un milagro. El primer llanto de mi hija es algo que voy a recordar toda la vida y el que mi marido tuviera la entereza de cortar el cordón umbilical me llenó de una emoción difícil de explicar. Con el embarazo subí trece kilos, bajé siete con el parto y hasta la fecha, seis meses después, no he podido eliminar el resto.

El que mi madre me amamantara, o tal vez porque se me dio la posibilidad, me decidí a amamantar a Valentina. Es muy tragona y le tengo que dar de comer cada dos horas y media. Esto cansa mucho, sobre todo cuando hay que hacerlo en la noche, o en las primeras horas del día. Pero me recompensa, además de verla satisfecha, el ver cómo mi marido le saca el airecito o le cambia el pañal. Por ahora, queremos dedicarnos de lleno a Valentina, puesto que a esta edad los niños resultan tan indefensos que requieren muchísimos cuidados. Mi consejo a las primerizas, sobre todo a las mamás latinas, es que durante su embarazo se acerquen más a su madre. Ella siempre va a saber lo que hay que hacer.

Capítulo 11

EL GRAN MOMENTO

CONSEJOS GENERALES PARA SUS ÚLTIMAS SEMANAS DE EMBARAZO

- Cada vez que pueda, eleve los pies (así evitará que se le hinchen los tobillos y las várices).
- No deje de ir al médico una vez por semana.
- Trate de no acostarse de espaldas pues podría causarle malestar o falta de aire.
- Compre los sostenes diseñados para amamantar a su bebé, si piensa hacerlo. Le serán más cómodos.
- Compre todo lo que le falta del ajuar básico.
- Tenga hecha la maleta que se va a llevar al hospital en el momento de dar a luz.

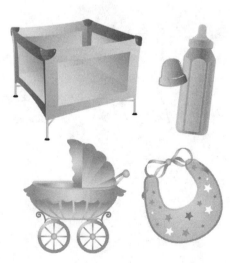

- Mantenga la despensa de la casa lo suficientemente llena con comidas fáciles de preparar para que cuando regrese del hospital no tenga que ocuparse de eso.
- Pídale al médico que le coordine una visita a la sala de partos y al área de maternidad del hospital donde va a dar a luz.
- Descanse y relájese lo más posible. Es común que tenga dificultad para dormir en esta etapa y que se sienta especialmente cansada.
- Procure evitar, dentro de lo que le sea posible, hacer cosas que la impacienten o le desagraden. Tome las cosas con calma y dedíquese a hacer las que le agraden relacionadas al bebé (como tejerle alguna ropita), a leer temas ligeros y agradables, o a practicar sus ejercicios del parto, etc.

EL PARTO

Se ha dividido en tres etapas:

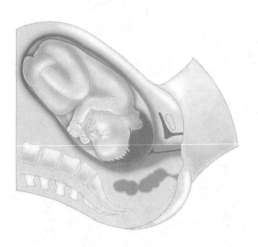

- Primera etapa: El preparto o trabajo de parto, que incluye desde el inicio de las contracciones regulares y efectivas que hacen que el cuello de la matriz empiece a adelgazarse y abrirse hasta que se logra la dilatación completa que permite la salida del bebé por la vagina (el canal del parto).

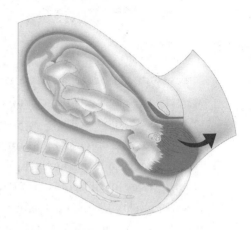

- Segunda etapa: El parto mismo, que es la culminación con la salida del bebé y su nacimiento.

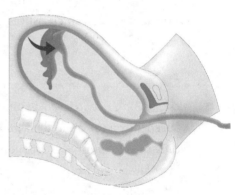

- Tercera etapa: La salida de la placenta después del nacimiento del bebé.

¿Y CÓMO SE VA A LLAMAR EL BEBÉ?

Estos son algunos nombres para niños muy populares en los últimos años. Algunos son hermosos nombres de la tradición hispanoamericana:

Niñas		Niños	
Alejandra	Carolina	Alejandro	Carlos
Fernanda	Isabela	Daniel	Diego
Mariana	Marisa	Eduardo	Emilio
Patricia	Sandra	Gabriel	José
Valeria	Verónica	Luis Miguel	Paco
		Rodrigo	Santiago

PRIMERA ETAPA DEL PARTO

EL PREPARTO

Las contracciones espaciadas y sin dolor que usted ha sentido en los últimos meses se harán cada vez ligeramente más dolorosas al final del noveno mes (se le parecerán bastante a los retortijones típicos de la menstruación). Pero estas no son más que falsas alarmas, y usted debe aprender a distinguirlas de las contracciones «de verdad».

Estas son las que señalan la inminencia del parto y son el resultado de los movimientos abruptos de los músculos del útero que se contraen con el objeto de abrir su cuello en preparación para la salida del bebé por el canal de nacimiento. Es conveniente que usted mida el lapso de tiempo entre las contracciones para comprobar cuándo se van haciendo más frecuentes. Las características principales de las contracciones de trabajo de parto verdaderas son las siguientes:

- Son dolorosas y van aumentando en intensidad a medida que pasa el tiempo, pero este dolor desaparece entre una y otra.
- Suceden con un ritmo determinado; es decir, primero se presentan alrededor de cada media hora y, a medida que se acerca el parto, se hacen más seguidas y en intervalos regulares.
- No se interrumpen (como las «falsas alarmas») una vez que se presentan.
- Al principio cada una dura unos quince segundos, pero después se hacen más largas, aunque no más que cincuenta o sesenta segundos.

Nadie, ni el médico más experimentado, le puede decir el día exacto de su parto. Esto significa que usted debe estar preparada desde varios días antes de la fecha aproximada que le han dado. Y cuando decimos «preparada», significa ¡lista para correr al hospital en cualquier momento!, sin tener que arreglar nada en ese instante ni esperar por nada.

Seguramente usted habrá escuchado en el radio o la televisión acerca de casos extraordinarios de mujeres que dan a luz en el taxi o la ambulancia que las lleva al hospital, pero estos casos son las excepciones. Los primeros síntomas generalmente se presentan con varias horas de anticipación al momento final de la llegada del bebé. Sin embargo, siempre existe la posibilidad de que tenga un parto más rápido de lo que espera. Si está sola en casa, avísele enseguida a alguien que conozca para que la lleven al hospital o, si prefiere, llame a un taxi o a una ambulancia.

Aunque las contracciones estén todavía bastante espaciadas, salga con bastante tiempo de su casa especialmente si vive lejos del hospital o si está sola en casa y se siente más segura en el ambiente hospitalario.

No se deje llevar por el pánico: recuerde que las primerizas generalmente se demoran más en dar a luz. ¡Por favor que no se le ocurra conducir su auto usted sola! Y si las contracciones son muy frecuentes, no pierda el tiempo tratando de localizar a su médico. Le pueden llamar del hospital a donde va a dar a luz recién llegue usted.

Hay tres indicaciones básicas que le harán saber, sin lugar a duda, que el parto ya entró en su primera etapa. Cualquiera de estas tres cosas le puede suceder.

Contracciones del útero (vea lo mencionado arriba)

En cada contracción, el útero se recoge y se endurece; en ese movimiento constrictor su objetivo es acortar y estirar el cuello para abrirlo de forma que el bebé pueda salir. Después de la contracción, se relaja otra vez. Se queda tranquilo durante un tiempo determinado, hasta que decide volver a estirarse más y se produce otra contracción.

Las contracciones finales son las más intensas, pueden durar hasta un minuto entero y pueden presentarse cada dos o tres minutos. Generalmente en esta etapa la dilatación del cuello de la matriz alcanza la apertura necesaria para que el bebito pueda salir. La naturaleza, en su infinita sabiduría, logra que estas contracciones sirvan también como una especie de masaje estimulante del bebé, cuyos órganos y sistemas van preparándose así para el difícil pasaje al ambiente exterior.

Ruptura de la fuente (ruptura del saco amniótico)

Esto se refiere a cuando se rompe la finísima membrana donde se encuentra el bebé rodeado del líquido amniótico. La misión del líquido ha sido la de proteger y mantener calientito y nutrido al feto durante nueve meses. Por lo general, este saco se rompe de manera espontánea sin que la mamá sienta dolor.

La ruptura es evidente cuando brota el chorro, ya que sale cerca de un litro de líquido caliente, de un olor muy especial, que le bañará las piernas. Pero también puede gotear saliendo lentamente y puede confundirse con las secreciones vaginales que usted habrá notado en las semana finales del embrazo.

No hay un momento determinado para que ocurra la ruptura de la fuente. Puede suceder antes de que empiecen o durante las primeras contracciones, o puede demorarse de tal manera que el médico se vea forzado a provocarla artificialmente.

Pérdida del tapón

El cuello del útero ha estado cubierto hasta el momento por una especie de «tapón», que es una mucosidad que protege el interior del útero (donde se encuentra la criatura) del mundo exterior y de posibles contaminaciones. Al comenzar la dilatación, esta mucosidad espesa y con trazas de sangre (debida a la ruptura de algunos vasos capilares) se suelta y fluye por la vagina sin que sienta dolor.

Cuando esto acontece, es la señal de que el parto comenzará, por lo general, en unas horas. Sin embargo, a veces pueden pasar días después de la pérdida del tapón antes de que se presente el parto. O podría desprenderse el tapón cuando ya se está en franco trabajo de parto. Cualquiera que sea el caso, se recomienda que le avise a su médico cuando se desprenda el tapón.

LA LLEGADA AL HOSPITAL

En cuanto usted se presente al hospital con contracciones, el médico o la enfermera le harán un tacto vaginal para determinar si el cuello del útero muestra dilatación, ya que esto indica un parto inminente. La llevarán a la sala de preparto o a la sala de parto si la dilatación está muy avanzada. Siempre existe la posibilidad de que se trate de una «falsa alarma»; en cuyo caso, después de examinarla, le dirán que regrese a casa hasta que las contracciones se vuelvan más regulares y prolongadas.

En general, las contracciones rítmicas y dolorosas indican que ha comenzado la dilatación del cuello del útero. El cérvix debe dilatarse diez centímetros (cuatro pulgadas) para que el bebé pueda pasar a través de él a la vagina.

En cuanto a la duración del parto, su intensidad y dificultad, no existe una regla general infalible. Depende de muchos factores, de si es su primer parto o no, de cuánto se ha preparado para el parto, de su estado de salud, de su capacidad de soportar dolor y de relajarse (hay mujeres que experimentan muy poco dolor); de qué tan efectivas son las contracciones, etc.

Habitualmente, se calcula que si se es primeriza, el trabajo de parto será un poco más prolongado con un promedio de catorce horas de comienzo a fin.

Sala de preparto o de trabajo de parto

En la sala de preparto, las enfermeras especializadas la prepararán para el parto. Dependiendo del hospital, le darán una lavativa o enema; harán una limpieza desinfectante del área genital, e inyectarán un suero en la vena. Periódicamente, su médico le hará un examen pélvico para evaluar el grado de dilatación del cuello de la matiz.

Hay mujeres que se levantan, caminan y conversan con otras parturientas durante este período de dilatación, mientras que otras se sienten tan molestas que prefieren quedarse acostadas.

En esa sala podrá contar con la presencia de su esposo o de algún otro familiar o acompañante, dependiendo de las regulaciones de su centro hospitalario. Por eso conviene que se familiarice con los procedimientos del hospital en donde va a dar a luz para saber qué esperar cuando llegue el momento.

Final del preparto

Usted se dará cuenta que su período inicial de dilatación está llegando a su final y que, por lo tanto, se acerca el nacimiento del niño, cuando las contracciones se hagan más frecuentes e intensas. Esta etapa culminante, que es la más dolorosa, puede durar desde media hora a dos horas, y en ellas las contracciones llegan a tener una duración de un minuto y un ritmo de cada dos minutos.

La dilatación del cuello del útero se completa cuando se alcanzan diez centímetros. Es importante que haga lo posible por mantenerse relajada en el final de esta primera etapa y que saque fuerzas de la flaqueza para seguir. Ya le queda poco para terminar los largos meses de espera. Recuerde todo lo que ha aprendido en sus clases de relajación y respiración y aplíquelo.

SEGUNDA ETAPA DEL PARTO

Sala de parto

Cuando la dilatación haya llegado a su término, la trasladarán en una camilla a la sala de parto. Esto depende del hospital; algunos usan sólo una sala para las dos etapas. Usted misma probablemente se va a dar cuenta de que ya se ha dilatado lo suficiente cuando sienta necesidad de pujar, aunque algunas veces la mujer se siente con necesidad de pujar aún cuando todavía no se ha alcanzado la dilatación adecuada.

A partir de ahora, aunque las contracciones no cesarán, su participación más activa le permitirá desentenderse, en cierta forma, del dolor. La etapa final del embarazo, la de expulsión del bebé, puede durar una hora o a veces más para las mujeres que nunca antes han tenido hijos: las que no son primerizas ya tienen el cuerpo más adaptado y logran la expulsión en un promedio de treinta a cuarenta y cinco minutos.

Pujos y contracciones

En las clases que ha tomado en los meses anteriores, le habrán enseñado cómo pujar efectivamente para acelerar el parto. Aunque molesto, el esfuerzo no tiene ciencia alguna; se trata de los mismos pujos que se hacen cuando se va al baño, es decir, forzando los músculos abdominales. Es *muy* importante que usted sepa cómo combinar estos pujos con las contracciones, las cuales no se han detenido.

Para ayudarle en esta coordinación de respiración profunda/contracción/pujo/relajación habrá a su alrededor el personal calificado que le dirá específicamente el momento en que debe de pujar con todas sus fuerzas. Concéntrese en las instrucciones y haga lo que le indican en el momento en que se lo indique, pues esto también le servirá para controlar la molestia física.

El inspirar profundamente antes de cada contracción (eso es algo que su propio cuerpo le dirá segundos antes de que llegue) y aguantar el aire le servirá para pujar con más fuerza. Anímese pensando que mientras mejor puje, más rápido será el parto. Eso sí, puje siempre de acuerdo al ritmo de las contracciones, tomándose tiempo para relajarse y descansar entre cada una de ellas.

Respire hondo también en esos intervalos; eso permitirá que sus músculos se relajen, la calmará y hará posible que sus pulmones y los del bebé se oxigenen mejor. Mientras tanto, en el intervalo la enfermera controlará el latido cardiaco del bebé por medio de un estetoscopio especial.

Recuerde: USTED es la protagonista de esta película. Si bien hasta ahora el papel de su médico ha sido básico y luego del nacimiento el bebé será quien se robe toda la atención, en el momento del parto usted es la estrella absoluta. El médico y la enfermera o la comadrona le señalarán cuándo pujar. Su esposo también puede apoyarla moralmente o con las respiraciones en estos momentos. Pero la que puja con todas sus fuerzas, es usted.

POSICIONES PARA PUJAR DURANTE EL PARTO

- Acuclillada
- Sentada (i.e., apoyada en un cojín o en una silla especial)
- De pie
- Acostada sobre el costado
- Acostada sobre la espalda con las piernas extendidas (esta puede ser la menos eficiente de todas).

La salida del bebé

Mientras esté pujando durante las últimas contracciones, en su interior el cuerpo del bebé sabe que ha llegado el gran momento. Está vuelto un nudito, con sus extremidades encogidas y pegadas al pecho y el vientre y la cabecita ligeramente doblada hacia adelante.

El bebé se adaptará al ritmo de las contracciones y de los pujos maternos, que han abierto el canal de nacimiento (la vagina), que ya estará lo suficientemente dilatado para que pase su cabeza. Aunque no hay mucho espacio de todos modos, el bebé se las arregla.

El bebé realiza en su vientre una serie de movimientos adoptivos para sortear las dificultades de la estrechez por donde debe salir. Primero pone la cabeza en forma oblicua y después, instintivamente, la endereza en el momento justo antes de la salida.

En ese momento, es cuando el doctor(a) o partero(a) puede ver la cabeza de niño por primera vez, toda el área entre la vagina y el ano, se ha extendido al máximo.

La mano experta del médico tomará delicadamente la cabeza de la criatura, acomodándola suavemente para que pueda salir con más facilidad. Es posible que ya sus fuerzas, a estas alturas, se hayan agotado, por lo que el personal médico tal vez la ayude con la expulsión presionándole el fondo del útero.

Era común, aun cuando la madre ya se había dilatado de forma satisfactoria, que el médico hiciera una pequeña incisión en la vulva que se conoce como episiotomía. Se practicaba después de aplicar anestesia local. Esto permitía que la cabeza del bebé saliera más fácilmente y a veces acortaba la duración del parto ligeramente. Pero varios estudios publicados desde el año 2000 han mostrado que la episiotomía aumenta el riesgo de rasgaduras de la piel y problemas con incontinencia fecal después del parto. Por eso la mayoría de los médicos sólo hacen la episiotomía si parece que el bebé está teniendo problemas, si la madre está exhausta o con demasiado dolor. Le convendría conversar con su médico al respecto antes del parto, durante alguna de sus visitas rutinarias a su oficina.

Una vez que la cabeza está afuera, el resto de bebé se desliza con más facilidad, siempre ayudado por el médico, quien rotará ligeramente el cuerpecito para situar a los hombros paralelamente a la abertura vulvar, aprovechando así este espacio más amplio para hacer la salida más rápida.

MITO: ES DE MALA SUERTE COMPRAR COSAS PARA EL BEBÉ ANTES DE QUE NAZCA

Obviamente esto es una superstición de tiempos en los que el embarazo y el parto eran más peligrosos. Algunos grupos religiosos aún siguen este concepto. No tiene una base científica; use su sentido común.

Los primeros minutos

El llanto indica que el niño respira solito por primera vez. Por eso tanto la madre, como el padre, como todo el personal presente se alegra cuando se escucha ese primer llanto del bebé.

A continuación, se corta el cordón umbilical y se usa una bombita para extraer cualquier líquido o mucosidad de la boca y de la nariz del recién nacido. Se practica una limpieza superficial y se colora en los brazos de la madre.

Con la salida del niño, se terminan las contracciones, excepto por una y última contracción menos dolorosa, al cabo de unos minutos, para expulsar la placenta y los restos del saco amniótico. Si es necesario, el médico remueve cualquier resto de placenta que haya quedado en el útero para evitar una hemorragia posterior. La sangre que haya quedado en la matriz se expulsa naturalmente. Después de esto, la recién parida es sometida a otra serie de procedimientos:

- Recibe una inyección que estimula la contracción del útero para evitar una hemorragia.
- Se le dan los puntos en la episiotomía (si se hizo el corte).
- Se lava y desinfecta toda el área púbica y anal.
- Se le mide el pulso, la presión arterial y la temperatura.
- Se le continúa vigilando durante un tiempo para asegurarse de que todo está estable y finalmente se le traslada a su habitación.

Modalidades del parto

Parto con anestesia

Hay diferentes tipos de anestesia. Este tema debe de platicarse con su médico durante sus visitas en la oficina. Aunque nunca se puede garantizar qué va a decidir usted en el momento del parto, si tiene mucho dolor puede pedir anestesia. Es importante que usted entienda los riesgos y las ventajas de la anestesia y que su doctor(a) sepa qué preferencias tiene.

MEDICAMENTOS QUE ALIVIAN EL DOLOR (PERTENECEN A DOS GRUPOS)

- Analgésicos. Alivian el dolor sin causar una pérdida total de la sensación. La persona que recibe los analgésicos no está inconsciente.
- Anestésicos. Causan una pérdida total de la sensación. Pueden ser locales (que alivian el dolor en un área pequeña del cuerpo mientras la paciente se queda despierta) o generales (que causan la pérdida de conocimiento).

Analgésicos

Los analgésicos incluyen medicamentos como la Meperidina (conocida como Demerol) que se aplica por vía intravenosa o intramuscular (en la cadera). Algunas mujeres experimentan náusea, vómitos, depresión, o una pequeña baja en la presión arterial. Hay un medicamento que se puede dar para contrarrestar los efectos secundarios. Dependiendo de la dosis y cuándo se la aplicó, en ocasiones el bebé nace soñoliento.

Anestésicos

Hay dos clases principales de anestésicos: los bloqueos regionales de los nervios y la anestesia general.

Los bloqueos regionales de los nervios causan la pérdida de sensación en el área del nervio (o de los nervios en) donde se inyectan. La ventaja es que la mamá está consciente durante todo el proceso. La desventaja es que los bloqueos pueden causar un trabajo de parto dilatado o pueden disminuir el impulso de pujar durante un parto vaginal. Hay tres tipos principales de bloqueos regionales de los nervios: del pudendo, epidural y espinal.

- *Bloqueo del pudendo*: Se usa inmediatamente antes del nacimiento como inyección en el área del perineo o vaginal. Se utiliza cuando se requiere el uso de fórceps o para efectuar o reparar una episiotomía. No elimina el dolor totalmente, pero puede ser útil y las complicaciones, si se presentan, son mínimas.

- *Bloqueo epidural*: Causan pérdida de sensación de la cintura para abajo sin paralizar las piernas. Se da el anestésico (i.e., Lidocaina), por un tubo delgado que se ha insertado en la espalda durante el trabajo del parto, cuando se requiere. Se aplica en un espacio que hay entre el hueso y la médula espinal, la cual se encuentra protegida por las vertebras que forman la columna. Las ventajas de esta clase de bloqueo incluyen la habilidad del personal médico de aumentar, disminuir o parar el bloqueo, dependiendo del nivel de dolor y la etapa del parto. También permite que la mamá esté consciente durante todo el parto y sea capaz de pujar y participar activamente. Entre las desventajas, puede causar una baja en la presión arterial de la madre y en el latido cardíaco del bebé. Se requiere del monitoreo del feto.

- *Bloqueo espinal*: Es una variación del bloqueo epidural, causa pérdida de sensación en el área de la pelvis únicamente. A diferencia del epidural, el espinal se inyecta en una sola dosis momentos antes del nacimiento. El anestésico entra en el líquido que rodea a la médula espinal. Los efectos desaparecen más pronto y los efectos secundarios se ven con menos frecuencia. Este se emplea cuando se requiere del uso de fórceps para el nacimiento del bebé.

La *anestesia general* produce una pérdida del conocimiento. Era el método más usado hace muchos años. Actualmente se evita a menos de que se tenga que hacer una cesárea de emergencia, en casos de hemorragia o en casos en que la posición del bebé sea de nalgas en vez de salir con la cabecita primero. La anestesia general requiere de intubación. Generalmente se evita la anestesia general por el riesgo de complicaciones tanto para la mamá como para el bebé. La mayor desventaja para el bebé es que está sedado. Una complicación rara, pero grave, de esta anestesia en la madre es la posible aspiración de comida o ácido del estómago a los pulmones (causando pulmonía por aspiración). Obviamente en manos experimentadas la posibilidad de complicaciones es mucho menor.

Parto por cesárea

Esta operación, que antiguamente tenía tantos riesgos que solamente se realizaba en casos extremos, es hoy en día mucho más segura tanto para el bebé como para la madre. Las técnicas modernas, incluyendo el corte transversal en la parte baja y más delgada del útero y los antibióticos, han hecho que la recuperación sea más fácil y con menos compli-caciones. Se requiere cesárea cuando el parto no progresa como debiera. Algunas de las causas son:

- El bebé es demasiado grande para salir por el canal vaginal.
- Las contracciones uterinas no son suficientes para avanzar la salida del bebé, a pesar de usar la hormona oxitocina por vía intravenosa. La oxitocina es la hormona que el cuerpo normalmente produce con este objeto.
- El bebito se encuentra en una posición anormal que no le permitirá salir por vía vaginal. Idealmente (y en la inmensa mayoría de los casos), los niños vienen al mundo con sus manos adelante pegadas al tronco y al vientre y con la cabeza doblada hacia delante y apuntado hacia la salida del canal vaginal. Pero es posible que tenga una presentación anormal. Por ejemplo, atravesado o sentado (de nalgas o de pies). En estos casos existe el riesgo de que el cordón umbilical salga antes que el bebé, poniendo en peligro su vida.
- Hay alguna anormalidad en el útero o la vagina de la mamá que obstruye el paso impidiendo la salida del bebé.
- Se desarrolla preeclampsia o eclampsia en la mamá.
- Hay anormalidades en la placenta. Por ejemplo, si se encuentra en el área del cuello de la matriz o cerca del cuello (conocido como placenta previa, ya que puede sangrar antes de que salga el bebé), o en casos cuando la placenta se desprende antes de que el bebé haya nacido (desprendimiento prematuro de placenta).
- La madre tiene una infección vaginal causada por herpes en el momento del parto, que podría pasarle al bebé si nace por vía vaginal; o si tiene diabetes descontrolada; o si tiene un problema con las plaquetas (que tienen que ver con la coagulación de la sangre).
- La fecha estimada de parto pasa de dos semanas y hay evidencia de sufrimiento fetal.
- En ciertas circunstancias cuando la mujer ha tenido cesáreas previas, el médico recomienda que se realice otra. Sin embargo el haber tenido una cesárea previa en sí no es una indicación automática para una cesárea.

No siempre se realiza la cesárea de emergencia. A veces, dependiendo de la causa por la cual se necesita, se determina la fecha con anterioridad. Siempre que sea posible, se trata hacer entre la trigesimasexta y la cuadragésima semanas de embarazo para darle la mayor oportunidad al bebito de desarrollarse y madurar dentro del útero.

Si la cesárea es electiva, la madre podrá someterse a la cesárea bajo anestesia general o de elegir la epidural. La cesárea de emergencia, generalmente se hace bajo anestesia general.

Aunque la recuperación de un parto vaginal es más rápida y sencilla que la de una cesárea, no debe de preocuparle la cicatriz ya que podrá volver a usar bikini sin que se le vea. El corte se hace en forma paralela inmediatamente por arriba del pubis. A veces incluso se cubre cuando crece el vello en esa área nuevamente.

A pesar de que la cesárea no deja de ser una operación, su recuperación es relativamente sencilla y no impide que le dé pecho a su bebé. Habitualmente el suero se retira al día siguiente y la mamá empieza a comer en veinticuatro horas, aunque su estancia en el hospital se prolongue dos o tres días más.

Parto inducido

Esto se refiere a estimular o provocar el inicio del trabajo del parto, ya sea rompiendo las membranas del líquido amniótico (reventando la fuente) o dando oxitocina en el suero por la vena. Esta hormona la que normalmente produce el cuerpo en mayor cantidad cuando el embarazo está a término para que el útero se contraiga.

Si su fecha estimada de parto se atrasa por más de dos semanas, o si se le rompe la fuente, o si la mamá presenta algún otro problema (como preeclampsia, etc.), o hay evidencia de que el feto está sufriendo, el médico puede decidir inducir el parto. En estos casos, si no se toman medidas para acelerar el parto, la vida del bebé y la de su madre podrían peligrar.

Existen circunstancias en que se provoca el parto para la conveniencia de la mamá o del médico. La comunidad médica en general no aprueba la última razón como una decisión recomendada.

Parto con fórceps o extracción con una ventosa obstétrica

A veces la cabeza del bebé «se traba» durante el parto, y no continúa descendiendo normalmente. Si esto ocurre cuando el bebé está muy arriba en el canal del parto, se necesitará hacer una cesárea. Pero si esto ocurre cuando el bebé ha bajado más en el canal, el médico podría usar un fórceps o una a ventosa obstétrica para ayudarlo a nacer.

El fórceps es un instrumento quirúrgico que se parece a una especie de cucharilla (que se asemeja a las que se usan para servir ensaladas) que se colocan alrededor de la cabeza del bebé para extraerla suavemente, después de lo cual el cuerpo sale en forma normal. La extracción con ventosa obstétrica usa una ventosa de plástico que se adhiere, a la cabeza del bebé y suavemente jala al bebé por el canal vaginal o por medio de succión; que es el método preferido en Europa.

Algunas mujeres le temen a los fórceps porque han escuchado historias acerca de bebés que sufrieron complicaciones o deformaciones por su uso. Hace varios años los fórceps se usaban cuando el niño todavía no estaba lo suficientemente bajo en el canal vaginal. En esos casos había que jalar al bebé con mucha fuerza, lo cual podía provocar algunas veces lesiones cerebrales en el feto.

Sin embargo, en manos experimentadas, cuando hay dilatación completa del cuello de la matriz y una vez que la cabeza está bien visible (no más de dos pulgadas de la vagina), el bebé no corre peligro alguno. La madre también puede ayudar al médico, dejando de pujar mientras él o ella manipula los fórceps o la ventosa obstétrica para evitar complicaciones.

EL PARTO MÁS LARGO DE LA HISTORIA

El intervalo más largo que se conoce en el parto de dos gemelos sucedió en Roma, Italia. La señora Danny Petrungaro dio a luz a su hija Diana el 22 de diciembre de 1987, y Mónica, la hermana gemela de Diana, nació treinta y seis días después por cesárea.

PROBLEMAS DURANTE EL PARTO

Laceración uterina

La laceración en el cuello del útero ocurre ocasionalmente durante el parto, y cuando sucede el médico lo nota de inmediato. Su síntoma característico es el sangrado excesivo y su tratamiento consiste en una sutura, cuando el daño sobrepasa los dos centímetros. El médico aplica anestesia antes de coser, si no lo ha hecho al comenzar el parto.

Sufrimiento fetal

Esta complicación se presenta cuando el feto recibe suficiente oxígeno. Las causas incluyen:

- Enfermedades maternas como anemia, hipertensión y problemas cardiacos.
- Baja presión sanguínea en la madre.
- Insuficiencia, degeneración o separación prematura de la placenta.
- Compresión del cordón umbilical.
- Actividad uterina muy prolongada.
- Infección fetal.

Cuando existe sufrimiento fetal, generalmente la madre nota disminución o ausencia total del movimiento de bebé y el médico identifica cambios en el ritmo cardiaco del feto escuchando con un estetoscopio o usando un monitor especial. De acuerdo al caso, el médico decidirá si es necesario practicar una cesárea de emergencia o hacer otra intervención.

Ruptura uterina

Es una complicación poco común pero peligrosa. Generalmente se presenta en mujeres que han tenido cesáreas previas o cirugías para remover fibromas del útero en donde se ha cortado la matriz. Las mujeres que han tenido cuatro o cinco hijos son más propensas a tener esta complicación, debido a que tienen un útero más distendido. Es una emergencia médica.

Los síntomas de ruptura uterina pueden incluir dolor abdominal severo, desmayo, pulso, respiración jadeante y agitación. No necesariamente tiene que haber sangrado vaginal.

Cuando se identifica una ruptura uterina, es necesario llevar a la madre a la sala de operaciones de inmediato y sacar al bebé. En los casos en donde la ruptura es pequeña, a veces se puede reparar la herida con suturas. En casos severos, es necesario quitar el útero. El riesgo de complicaciones e incluso muerte para el bebé y la mamá puede ser alto.

TERCERA ETAPA DEL PARTO

Salida de la placenta

Sigue al nacimiento del bebé y generalmente ocurre entre cinco y treinta minutos después de desprenderse del útero. Si el desprendimiento no es total, el médico se encarga de removerla para evitar sangrados e infecciones posteriores.

PROBLEMAS DESPUÉS DEL PARTO

Aunque notará algunas molestias en los primeros días después del parto (ver el capítulo 12), como dolor en el área de la episiotomía y en la parte baja del vientre debido a las contracciones del útero, molestias debido a hemorroides, estreñimiento y a la distensión de los pechos, esto es normal. Sin embargo, hay ciertos síntomas que deben alertarla a llamar a su médico:

- Sangrado abundante que requiere que use más de una toalla sanitaria cada hora por varias horas, o si es más que una regla normal, especialmente después del tercer o cuatro día en adelante.
- Fiebre mayor de 100.4 grados Fahrenheit (o 38 grados centígrados) después de veinticuatro horas de haber dado a luz.
- Náusea o vómito.
- Ardor o urgencia para orinar.
- Dolor o hinchazón en una o ambas piernas, o dolor en una o ambas pantorrillas al flexionar el pie hacia arriba.
- Dolor en su pecho, tos o falta de aire.
- Enrojecimiento o dolor localizado en uno o ambos senos.
- Persistencia o aumento del dolor en el área de la vagina o del ano.
- Flujo vaginal que aumenta en cantidad y tiene mal olor.
- Dolor en la parte baja del vientre que aumenta al pasar los días o secreción de la herida de la cesárea.
- Depresión que le impide lidiar con el cuidado del bebé o las actividades de la vida diaria.

HEMORRAGIA DEL POSPARTO

Puede ser una complicación seria, y se presenta con relativa frecuencia. Sus causas principales incluyen:

- Un útero que está demasiado relajado y no puede contraerse debido a un trabajo de parto muy prolongado.
- Un parto traumático.
- Un útero muy distendido porque se han tenido muchos hijos.
- Un feto demasiado grande o un exceso de líquido amniótico.
- Una placenta mal formada o que se desprendió de forma prematura.
- Una ruptura del útero.
- Fibromas o tumores que obstaculizan las contracciones uterinas.
- Una deficiencia de vitamina K en la madre.
- Un problema de coagulación en la madre, con baja de plaquetas por ejemplo.

Un sangrado excesivo inmediatamente después del parto puede ocurrir también debido a laceraciones del útero o de la vagina que no se han reparado. Si se presenta alrededor de una semana después puede deberse a que se han quedado fragmentos de la placenta en el útero. En este último caso la madre sufre también dolores en la parte baja del vientre.

Dependiendo de la causa del sangrado, el médico seleccionará el tratamiento, el cual puede consistir en:

- Masajes o medicamento como la oxitocina y la prostaglandina para estimularla contracción del útero.
- Buscar y reparar las laceraciones.
- Remover los fragmentos de placenta que hayan quedado en la cavidad uterina.

Normalmente, después de uno de estos tratamientos, la madre se recobra con relativa facilidad.

LOS PRIMEROS MINUTOS CON SU BEBÉ

Es muy posible que, aun antes de que el médico haya cortado el cordón umbilical, usted quiera tener contacto con el cuerpecito de su bebé. Esto es posible si se lo colocan sobre el abdomen, bien tapadito para que no se enfríe. La diferencia de temperatura entre el «medio ambiente frío» de la sala de parto comparado con el «cálido interior del cuerpo de su mamá», donde se ha formado durante nueve meses, es significativo.

Cuado el médico vaya a cortar el cordón umbilical que conecta al bebé con la placenta, le pedirá que respire lenta y profundamente. En ese momento usted le estará brindando a su bebé, por última vez, el oxígeno que necesita para vivir. Una vez separado del cordón umbilical, su bebé pasará por una rutina que realiza el personal médico del hospital con todos los recién nacidos:

- Se le aplicará un antibiótico en los ojos para prevenir cualquier infección que pudiera haber adquirido al pasar por el canal del parto.
- Se le retirarán los residuos de líquido amniótico de las vías respiratorias.
- Se le tomará el pulso y la presión sanguínea.
- Se le examinarán los pulmones para saber si está bien su respiración.
- Se le inyectará vitamina K para facilitar la coagulación.
- Se le hará un análisis de sangre para conocer su grupo sanguíneo y ver si tiene anemia o un bajo nivel de azúcar en la sangre, algo muy común en los bebés bajos de peso.

Se evaluará la condición del recién nacido usando la escala de Apgar. La escala mide cinco características: el ritmo cardiaco, la respiración, el tono muscular, la reacción ante ciertos reflejos (de dos tipos) y su coloración en la piel. La puntuación se hace en una escala de 2 a 10, el 10 es perfecto. Si alcanza una puntuación de 7 o más, es que ha nacido en buenas condiciones físicas.

Si usted padece de diabetes o si se sospecha algún problema derivado del parto o del examen del bebé, se harán otros estudios.

Si usted ha pensado en darle pecho a su bebé, puede aprovechar el momento posterior al parto para hacerlo por primera vez. Verá cómo su hijo, acercará sus labios al pezón y comenzará a succionar de una manera totalmente instintiva y natural. Este proceso estimula a que el útero regrese a su tamaño normal y a que todos sus órganos vuelvan a ocupar el lugar que ocupaban antes del embarazo. Su período de recuperación después del parto se acortará entre más temprano le empiece a dar pecho a su bebé, eso también ayudará a que aumente la producción de leche en sus senos.

No dude ni por un momento en abrazar y mimar a su bebé tan pronto lo tenga en sus brazos. Recuerde que él la conoce no sólo por los latidos del corazón, sino también por la voz. No se sorprenda si la sigue con atención desde el momento de nacer. Notará que en cualquier posición en que lo cargue, él unirá los brazos y las piernas al cuerpo y adoptará una posición similar a la relación que tendrán ambos en el futuro.

Después del parto, además de la emoción, seguramente se sentirá agotada, pero no se preocupe, porque la naturaleza también ha pensado en esto. Pronto notará que su bebé pasa la mayor parte del tiempo durmiendo y sólo despertará cuando sienta necesidad de alimentarse. Y mientras el bebé duerme, usted podrá descansar por primera vez, de verdad, en nueve meses. ¡Muchísimas felicidades por su hijo o hija!

STEPHANIE SALAS
actriz y cantante de rock

Tuve a Michelle que, como todos saben, es hija de Luis Miguel, a la edad de diecinueve años. Contra lo que pudiera pensarse, la noticia de que estaba embarazada la tomé, además de con mucha tranquilidad, con gran ilusión. Esto, porque el tener conciencia de que ya era responsable de mis actos, provocó el que no me afectara demasiado lo que diría mi familia, la gente o la prensa. El que mi madre, Silvia Pasquel, me dijera que me apoyaría cualquiera que fuera mi decisión, me llevó a pasármela muy tranquila durante el embarazo.

Descubrí que estaba embarazada luego de que a causa de unos mareos y náuseas, según yo, provocados por las lombrices, pensé acudir al médico para que me desparasitara. «Pero, ¡y si resulta que estoy embarazada!» pensaba yo. «No, mejor voy al ginecólogo», me dije, «y así me quedo más tranquila». Y efectivamente, ¡estaba embarazada!

El secreto para haber llevado un embarazo sin demasiados contratiempos estuvo en que me cuidé muchísimo, que me alimenté adecuadamente, además de haber evitado el consumo del alcohol y el cigarrillo. Con todo y que los postres son mi peor debilidad, traté de no abusar de ellos. Si sentía que me había excedido, eliminaba el pan y las tortillas de mis comidas y procuraba cenar ligero. A las embarazadas les recomiendo que nunca dejen de hacer ejercicios. Durante los nueve meses, hice sentadillas y caminé mucho.

Como es muy común que cuando una se embaraza muy joven le salga acné o granitos en la cara, le di solución a esto acudiendo a una cosmetóloga, que me recomendó usar una crema. Ya luego, más por la vanidad de lucir una piel sana y estupenda, me pongo mis mascarillas de barro o de baba de nopal.

Capítulo 12

CONSIDERACIONES FINALES

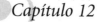

LA APARIENCIA DE SU NUEVO BEBÉ

- No se asuste si la cabeza del bebé le parece demasiado grande en relación al resto del cuerpo (al nacer, su cabeza es un cuarto del tamaño de su cuerpo). Esto es natural y con los días le parecerá más normal. Los bebés que nacen por vía vaginal presentan ocasionalmente la cabeza ligeramente puntiaguda, o pueden tener un poquito de inflamación y una coloración violácea en la cabecita que es temporal. Si el bebito nació sentado de nalgas, la inflamación y la coloración violácea estará en esa área y también es temporal.

- A veces las orejas del recién nacido lucen grandes o demasiado salientes. Seguramente después de unos meses ese aspecto se hace más natural. Por cierto que cuando acueste a su bebé de lado, asegúrese de que no le quede la orejita doblada.

- Aunque su bebé nazca con más cabellos que Gloria Trevi, esa melena se le caerá durante los primeros seis meses y será sustituida por una cabellera que puede ser totalmente diferente en textura y color.

- Si nota vello cubriendo partes de la cara y el cuerpo en el recién nacido, despreocúpese, porque se caerá en poco tiempo.

- En los pequeñines, especialmente los que nacen después de las cuarenta semanas, las uñas pueden estar un poquito largas y, aunque no es necesario que le haga un manicure, si se recomienda que se las corte para que no se vaya a raspar con ellas accidentalmente.

- La irritación evidente en los ojos de los recién nacidos (producto de las gotas que le pusieron al nacer) desaparecerá en menos de tres días, así como también cierta inflamación. Si nota secreción en sus ojitos, especialmente después de setenta y dos horas de nacido, consulte a su médico.

- Los ojos de los pequeñines también dan la impresión de que están bizcos, pero esto se debe a los dobleces profundos en la base de los ojos y desaparecerá con el tiempo. En estos primeros días y semanas los músculos de los ojos del bebé, todavía no son muy fuertes, y tienden a lucir extraviados o cruzados cuando miran; esto es perfectamente normal en un recién nacido, pero si a los seis meses esta condición persiste, es necesario que vea al médico.

- No se imagine que porque usted cree que el bebé se parece a usted al nacer, va a ser su vivo retrato. Los recién nacidos cambian mucho en los primeros meses ¡y puede que al cabo del año acabe pareciéndose más al abuelo que a su esposo!

LA FIGURA DESPUÉS DEL PARTO

Una investigación de la Universidad de Alabama mostró que las mujeres que dan a luz son más propensas a tener más peso y una cintura más ancha que aquellas que no tienen hijos. Sin embargo, el estudio, que demoró cinco años y que involucró a unas 1,200 mujeres entre los dieciocho y los treinta años de edad, también indicó que el no tener hijos no es una garantía para mantener una figura esbelta.

Según los resultados, las mujeres de la raza negra que no tienen hijos tienen más posibilidades de aumentar su peso al doble que las blancas sin hijos. Las mujeres blancas que tuvieron su primer hijo durante el estudio aumentaron un promedio de diez libras, pero sólo aumentaron siete libras, después del segundo parto. Las mujeres de la raza negra que tuvieron hijos durante el estudio, aumentaron unas veinte libras en el primer embarazo y once libras en el segundo.

Lo bueno es que a los hombres hispanos les tienden a gustar sus mujeres «más llenitas».

LOS TRASTORNOS DEL POSPARTO

FÍSICOS

Hay ciertos trastornos físicos que se pueden presentar durante los días posteriores al parto. Entre los más comunes están los siguientes:

Dolores en el cuerpo

Debidos a todo el esfuerzo durante el trabajo de parto. Es como si hubiera corrido un maratón.

Dolores en el vientre

Los retortijones que sentirá en el abdomen, especialmente cuando le esté dando el pecho al bebé, y que durarán varios días significan que su útero está regresando a su tamaño normal, pues ha quedado distendido después del parto. No se preocupe, esto es normal. Si le es muy incómodo, su médico puede recomendarle un analgésico (una medicina para el dolor, que no afecte al bebé aunque le esté dando pecho). Si le hicieron una cesárea, seguramente tendrá dolor en el lugar de la cortada en lo que sana, e incluso podría tener un poco de distensión debida a gases. El caminar y el tomar muchos líquidos le puede ayudar al movimiento intestinal y a desalojar los gases.

Dolores en los puntos

En el caso del parto vaginal, la mayoría de los puntos internos se disuelve en cuestión de una semana, y los externos se caerán por sí solos; hasta que ocurra (que significa que su herida ya ha sanado) es posible que le resulten molestos. Usted puede acelerar la curación de sus heridas haciendo ejercicios pélvicos en el piso, como los que hacía antes del parto, tan pronto como se sienta bien.

También es importante que estas áreas se mantengan siempre limpias. Sumérjase en una bañera de agua tibia y séquese bien las áreas sin restregar. Si le duelen demasiado, colóquese una bolsa de hielo envuelta en una toalla.

En el caso de los puntos externos o grapas en una cesárea, generalmente su médico se los quitará en siete días más o menos.

Micción excesiva

Es normal que orine frecuentemente en los primeros días después del parto, ya que su cuerpo está eliminado el exceso de líquidos. Al principio el orinar puede ser un poco molesto; esa área está bastante sensible. Sin embargo, si toma muchos líquidos la orina estará menos concentrada y molestará menos.

Sangrados vaginales

Es normal que tenga sangrado vaginal de dos a seis semanas después del parto. A las mujeres que dan el pecho el sangrado se les detiene más rápidamente. Al principio, el sangrado es de un rojo intenso, pero al cabo de tres o cuatro días se hace marrón.

Es posible que estos sangrados le duren hasta que le llegue su primer período menstrual posparto. En esta época se recomienda que use toallas sanitarias en vez de tampones (estos últimos pueden aumentar el riesgo de infección).

Estreñimiento

El estreñimiento es muy común de veinticuatro a cuarenta y ocho horas después del parto. Caminar estimula el movimiento de los intestinos así como el beber bastante agua y jugos y el comer alimentos altos en fibra (como frutas, verduras, cereales, etc.). Procure no esforzarse demasiado. Si tiene puntos, sería muy poco probable que se abrieran con el esfuerzo de ir a eliminar, sin embargo, si se siente más cómoda, puede apretar levemente el área que tiene las suturas usando una toalla sanitaria limpia cuando vaya a evacuar.

Sudoración excesiva

Si nota sudoración excesiva durante la semana posterior al parto, especialmente por las noches, no se preocupe. Puede deberse a los cambios hormonales y a la eliminación de los líquidos retenidos durante el embarazo. Si cree que tiene fiebre, mídase la temperatura. Si su termómetro muestra 100.4 Fahrenheit (38C) o más después de 24 horas, llame a su médico.

Hemorroides

Algunas mujeres tienen molestias debidas a hemorroides después del parto. Son venas que se distendieron debido al aumento en la presión del área de la pelvis al pujar durante el parto. Las que surgen por causa del trabajo de parto suelen desaparecer a los dos o tres días.

Desgraciadamente si las hemorroides se presentaron en el transcurso del embarazo pueden molestarle por varios meses. Las compresas con hielo que mencioné para los puntos, y los baños de asiento, tibios, además de algunas cremas y supositorios locales (que su médico le puede recomendar) le ayudarán. Hasta donde le sea posible, evite el estreñimiento.

Senos distendidos

La apariencia de los senos no cambia mucho en los primeros tres días después del parto, excepto por la presencia de calostro, el líquido amarillento que anuncia la próxima llegada de la leche. Sin embargo, del tercer al cuatro día los senos se inflaman, se ponen calientes y surcados de venas, provocando un dolor bastante acentuado que puede llegar a las axilas y la espalda.

Esta sensación dolorosa no desaparecerá hasta que el bebé establezca su ciclo de alimentación, si es que usted decide darle pecho. Si por el contrario, decide alimentarlo con biberón, encontrará alivio usando un sostén apretado, compresas de hielo y analgésicos (medicinas para el dolor) hasta que le haga efecto la medicina que su doctor le recetará para que deje de producir leche. En este caso no se extraiga la leche por ningún motivo, pues esto estimularía sus glándulas mamarias y traería por consecuencia que los senos se le volvieran a llenar.

Pérdida de cabello

Hay circunstancias en la vida que pueden acelerar la caída del cabello, como son los períodos de mucha tensión nerviosa y las dietas relámpago. Pero la caída más sorprendente suele producirse después del parto. Durante el embarazo y tras el parto, una serie de factores afectan el cuerpo y el cabello. El aumento de ciertas hormonas durante el embarazo hace que, en muchos casos, el cabello se mantenga en su estado normal o incluso mejore. Pero en el posparto, la baja de las hormonas junto con la disminución de ciertos minerales, puede hacer que se pierda mucho cabello en los siguientes tres a seis meses (a veces no se nota hasta después de dejar de dar pecho). ¡No compre una peluca todavía! Ese pelo le volverá a salir. Se recomienda que lleve una dieta balanceada y que una vez finalizado el período de la lactancia y cuando sus ciclos menstruales vuelvan a su normalidad, notará una recuperación progresiva y su cabello volverá a crecer igual que antes.

NO SON SÓLO NUEVE MESES...

Una encuesta llevada a cabo por investigadores de la Universidad de Minnesota demostró que los tradicionales conceptos de que una mujer sólo requiere seis semanas para recuperarse de un parto vaginal y ocho semanas de una cesárea podrían estar equivocados. Según la encuesta, un mes después del parto, muchas mujeres todavía se quejaban de problemas en sus senos, de falta del apetito, fatiga y ataques de calor. Tres meses después del parto, muchos de estos problemas persisten, e inclusive un 40 por ciento de las nuevas mamás se quejaban de sentir dolor durante las relaciones sexuales. A los nueve meses de haber dado a luz, muchas de ellas seguían experimentando malestares vaginales y estreñimiento. En este estudio cerca de un 20 por ciento de las nuevas mamás aun padecían de molestias durante las relaciones sexuales un año después de dar a luz. Si tiene molestias, consulte a su médico.

PROBLEMAS EMOCIONALES
Depresión posparto

Usted acaba de llegar del hospital a casa con su hijo en brazos. Finalmente, después, de nueve meses de cuidados y ansiedades, tiene consigo a ese ser al que ama más que a nada y nadie en el mundo. El cuarto del niño tiene todo lo necesario para su comodidad. Su esposo o compañero parece el hombre más feliz de la tierra, y no sabe que hacer para complacerla desde cambiar pañales, asear al niño, etc. ¿Qué más le puede pedir a la vida?

Sin embargo... usted siente una sensación de vacío insoportable, que a menudo la hace llorar sin motivo. Usted no está enferma. Está pasando por un fenómeno que, aunque no se sabe a ciencia cierta por qué sucede, se sabe que le ocurre a una gran cantidad de las mujeres después de dar a luz. Se conoce como: depresión o tristeza del posparto.

Existen varias teorías en cuanto a su causa. Algunos expertos opinan que se debe a que, cuando la mujer da a luz, se separa físicamente del bebé que por muchos meses llevó dentro de sí. Ya el bebé deja de ser completamente dependiente de ella para la alimentación y el oxígeno. Ahora es otro ser, al que la madre tiene que aprender a conocer y a acostumbrarse.

Por otro lado, las atenciones que la familia volcaba en la embarazada antes del nacimiento, comienzan a dedicarse al niño. A esto se agregan las nuevas responsabilidades, a las que la recién parida tiene que habituarse: a atender al bebé de día y de noche, sin dejar de cumplir con sus obligaciones en el hogar.

Además el cansancio y los cambios hormonales que experimenta el cuerpo de la nueva mamá la hacen sentirse sumamente sensible, sobrereaccionando en algunos momentos y provocando un estado melancólico y triste que puede prolongarse varias semanas después del nacimiento del bebé.

LA DEPRESIÓN VIENE DESDE ANTES

En dos de cada tres mujeres que sufren depresiones posparto, los síntomas comienzan en los dos últimos meses del embarazo. Según un estudio presentado en un simposio celebrado en Ginebra, la soledad es el principal síntoma de la depresión preparto, que suele acompañarse de ansiedad, de problemas físicos y de insomnio. Según los investigadores, la psicoterapia debe comenzar con los primeros síntomas, antes del parto, para lograr resultados más satisfactorios.

Cómo superarla

Para luchar contra ese estado, usted debe aceptar que no es «la mujer maravilla» y debe de permitir que otros la ayuden con la atención del bebé y los quehaceres del hogar, especialmente al principio, hasta que se vaya adaptando al ritmo de su nueva vida.

El aspecto personal juega un papel muy importante en cómo se siente la nueva mamá. Olvídese de esas libras de más, que ya irá perdiendo poco a poco, y recupere su coquetería femenina. Tome una ducha, perfúmese y vístase bonita para esperar a su esposo. El que haya acabado de parir no significa que esté enferma, así es que evite el usar ropa de dormir y la bata de casa todo el día. Lo único que hacen es que usted se sienta peor.

Visite y comparta con otras mujeres que hayan pasado por la misma experiencia que usted y trate de aprender de ellas. Y de vez en cuando, después de haber alimentado a su bebé, déjelo a cargo de algún familiar cercano y salga con su esposo a caminar o a merendar en algún sitio que les guste a ambos. Esto le ayudaría a dejar de sentirse como una máquina de cambiar pañales, y le demostrará que sigue siendo tan atractiva como antes para su marido.

Existen casos muy severos en que la depresión le impide a la mujer hacer las mínimas actividades de la vida diaria, aun el cuidar al bebe, o situaciones que se prolongan por más de un par de semanas. En estos casos, consulte a su médico. Es importante. Existen tratamientos que le pueden ayudar. Esta situación no representa debilidad de carácter. Independientemente de lo que le diga la gente a su alrededor, si tiene dudas, consulte a su médico.

EL REGRESO DE LA LACTANCIA MATERNA

Después de años de haberse estado usando la leche de fórmula para los bebés, los médicos dicen que la lactancia materna está regresando. Un estudio efectuado en 1994 mostró que un 56 por ciento de las nuevas mamás les están dando el pecho a sus criaturas, y que un 19 por ciento todavía sigue dando el pecho después de los seis meses del parto. Los estudios han demostrado que los bebés que toman leche materna padecen menos de infecciones en los oídos, alergias, y problemas de diarreas, y que sus madres están más protegidas contra el cáncer del seno.

VENTAJAS DE LA LACTANCIA

Biológicamente, excepto por ciertos casos (las mujeres con ciertas enfermedades) toda mujer está preparada para darle el pecho a su bebé. Desafortunadamente no todas pueden hacerlo. A veces por cuestiones prácticas, por ejemplo, algunas tienen que regresar al trabajo después de seis u ocho semanas, están fuera la mayor parte del día y no pueden lidiar con extractores de leche. Otras prefieren no hacerlo porque consideran más cómoda la alimentación con biberón. Una minoría elige no hacerlo por cuestiones estéticas; piensan que la lactancia puede deformar la belleza de sus senos. No se sienta culpable si no es capaz de dar el pecho. Esta decisión siempre es algo muy personal de cada mujer. Si tiene dudas acerca de dar pecho o cree que tiene una condición que le impide hacerlo, no deje de hacer todas las preguntas necesarias para resolverlas. Aun las mujeres que tienen los pezones invertidos pueden hacerlo.

Mi recomendación es que le dé pecho a su bebé si puede. No existe ninguna fórmula artificial que supere los beneficios de la leche materna. Entre otras cosas, la leche materna va cambiado su composición de acuerdo al desarrollo y las necesidades del pequeñín. Pero es mejor, no sólo por su contenido nutritivo, sino porque la naturaleza es tan sabia, que permite que ciertos anticuerpos de la madre pasen a través de la leche para proteger al bebé de ciertas infecciones, cuando él aún no está listo para hacerlo.

En cuanto a los cambios en la composición, el calostro, que viene a ser como la secreción inicial de los pechos inmediatamente después del parto, está constituido de agua, proteínas y minerales, los elementos que necesita el recién nacido para alimentarse y poder expulsar el meconio (la materia fecal que ha ido acumulándose en sus intestinos durante el embarazo).

En el transcurso de los siguientes días, la leche materna tiene un contenido mayor de proteínas, grasas, y otras substancias, que son necesarias para el desarrollo normal del bebé.

La producción de leche en los primeros días puede no ser muy abundante, lo que hace que el bebé llore y requiera de alimentación frecuente. No se desespere ni se dé por vencida, mientras más succione su bebito, más aumenta la secreción de prolactina. La prolactina es la hormona que estimula la producción de leche en su cuerpo. En un par de días, el bebito le pedirá alimento cada tres o cuatro horas y quedará satisfecho. Sabrá que está satisfecho porque está tranquilo y aumenta de peso como se espera.

Existen numerosos estudios que indican que los bebés amamantados crecen más saludables que los que se han alimentado con biberón. La leche materna contiene, además de los anticuerpos que mencioné que protegen contra ciertas infecciones substancias que los protegen de alergias y enzimas que facilitan la digestión.

Otros beneficios de la lactancia son:

- Dar pecho ayuda al proceso de contracción del útero y recogimiento de los órganos que durante el embarazo se desplazan de su lugar.
- Establece una relación más íntima entre el bebé y su madre, que ayudará al bebé a sentirse protegido y seguro.

- No es necesario preocuparse de esterilizar biberones, regular la temperatura de la leche ni medir la cantidad. No hace falta refrigeración porque nunca se echa a perder. Además, no hay que estar sujeta a horarios y se ahorra el costo de la leche de fórmula.

CÓMO DAR PECHO

Aunque amamantar a su bebé es un proceso natural, lo cierto es que tiene que aprenderse, como casi todo en la vida. Las siguientes son algunas de las recomendaciones que hacen que el dar pecho sea más sencillo y eficaz:

- Lave los pezones con agua únicamente. No use jabón, alcohol, toallitas ni ningún desinfectante. Esto y el mantenerlos secos evita irritaciones.

- Procure sentarse en un asiento cómodo, de preferencia que le permita apoyar el brazo con el que sostiene al bebé. Puede usar una almohada para acomodar el brazo si lo desea. Relaje sus hombros para que no se canse muy rápido.

- Sostenga al bebé con la cabeza más alta que el estómago, para que no se llene de gases. Con la mano desocupada utilice lo dedos índice (abajo) y pulgar (arriba) para tomar el pecho y hacer que sobresalga el pezón, o tome el pezón como si fuera un cigarrillo. Deje lugar para que el bebé pueda tomar la aréola también. Si únicamente toma el pezón, no comprimirá las glándulas que contienen la leche y puede causar que el pezón se agriete o que duela. Probablemente las primeras veces el bebé se cansará enseguida y se quedará dormido. Pero puede estimularlo con palmaditas en la mejilla para que siga succionando. Sabrá que está succionando si ve un movimiento rítmico de su mejilla.

- A veces el bebé deja de succionar porque su seno está tapando su naricita y no puede respirar bien. Si es así, presione su seno ligeramente en la parte de arriba para descubrir su nariz.

- Si dejó de comer pero aún tiene tomado el pezón en su boca, deslice su dedo sobre el seno y suavemente métalo entre sus labios por la esquina de la boquita del bebé. Esto permitirá la entrada de aire y evitará que se lastime el pezón al desprenderlo de un jalón.

- Al terminar, coloque al bebé en su hombro o boca abajo sobre sus muslos, y golpee suavemente su espalda para que expulse los gases.

- Nunca le dé pecho de un lado solamente. Comience por cinco minutos de cada lado y poco a poco vaya aumentando el tiempo hasta que llegue a diez minutos de cada lado. Esto es lo que generalmente necesita el bebé para vaciar cada pecho por completo.

- Si al principio el bebé no puede vaciar sus senos, procure extraerse la leche restante usted misma, para evitar obstrucciones en sus pechos. Las obstrucciones se deben a la presencia de residuos de leche en los conductos mamarios; causan hinchazón y endurecimiento del seno incluyendo el pezón, que el niño no puede ablandar para succionar, y resulta muy doloroso. En casos severos puede infectarse. Si se siente acalenturada o nota una área del seno enrojecida, dolorosa y caliente, consulte a su médico.

- Si necesita o desea salir sin el bebé, o está muy cansada, no se angustie. Usted puede extraerse la leche con un extractor de los que venden en cualquier farmacia, pasarla a un biberón esterilizado y conservarla en refrigeración hasta que llegue la hora de alimentarlo.

LA DIETA DURANTE LA LACTANCIA

Básicamente usted deberá continuar la misma dieta balanceada que llevaba durante el embarazo, y si está por debajo de su peso ideal, aumente la cantidad por un mínimo de 500 calorías adicionales. Además, no suspenda las vitaminas y minerales prenatales y el suplemento de calcio que le recetó el médico. Y asegúrese de tomar ocho vasos de líquidos al día (o más si hace calor).

En general se recomienda que evite la cafeína, el tabaco, el alcohol y las drogas, ya que se pasan a su hijo a través de la leche. Tenga en mente que ciertos alimentos que le producen trastornos digestivos a usted, podrían afectar al bebé también y que platillos con mucha cebolla y ajo o a base de col podrían cambiar el sabor de la leche y disgustar al bebé. Si ve que hay relación entre ciertos alimentos y que el bebé come menos o que tiene más cólicos o gases, evítelos.

Aunque usted esté impaciente por recuperar la figura que tenía antes del embarazo, debe ir bajando de peso poco a poco. Las dietas de reducción durante la lactancia pueden ser perjudiciales para su bebé, así que tenga paciencia y piense que vale la pena estar gordita (dentro de ciertos límites) unos meses más si ese es el precio de tener un hijo sano. Su médico o una dietista calificada la pueden asesorar.

Es importante que sepa que aunque esté dando pecho y aunque no haya tenido su regla, podría embarazarse. Si no quiere sorpresas, debe de protegerse. Es preferible que use preservativos, un diafragma, etc. Pero si prefiere las pastillas anticonceptivas, las pastillas de dosis baja que contienen sólo progesterona serían las mejores. Aunque son menos efectivas que las pastillas combinadas (estrógeno y progesterona), el riesgo de reducir la producción de leche también disminuye. Consulte a su médico.

Su ropa durante el período de la lactancia

Seleccione blusas y vestidos con botones al frente, estos le facilitarán alimentar a su bebé con comodidad. Es posible que tenga que cambiar de talla de sostén porque su busto aumente considerablemente. Asegúrese de que le queden cómodos, ni muy apretados ni muy sueltos; y compre los que son especiales para dar pecho; le serán de gran utilidad ya que no tendrá que desvestirse cada vez.

A medida que el bebé vaya espaciando el tiempo entre comida y comida, notará que los senos le gotearán cuando se acerque la hora en que le dé hambre. Para evitar manchar la ropa, use protectores en el sostén, sobre todo cuando salga a la calle.

EL USO DEL BIBERÓN

Existe una gran variedad de leches de fórmula en el mercado, su médico le recomendará cuál debe darle a su bebé. Por lo general se aconseja usar las que tienen la composición más parecida a la de la leche materna. La leche de fórmula se vende de dos formas: líquida o en polvo, esta última se prepara mezclándola con agua hervida.

A diferencia de la leche materna, que no requiere gran preparación y que protege al bebé de varios tipos de infecciones, la de fórmula requiere de una serie de pasos y gran higiene en su preparación:

- Los biberones y recipientes que se utilicen para mezclarla deben ser cuidadosamente esterilizados antes de usarlos.
- El polvo debe guardarse bien tapado en su frasco original y la que viene en líquido debe estar refrigerada.
- La leche restante que el bebé no tome debe desecharse, para que no se contamine con gérmenes que podrían producir una gastroenteritis (una infección en el aparato digestivo).

Al preparar la fórmula, siga al pie de la letra las instrucciones, y nunca aumente o disminuya la cantidad que le da a su bebé sin la autorización del médico. Él o ella son los únicos que saben si la cantidad es la adecuada para su tamaño y su peso. En el caso de que su bebé desarrolle alergia a la fórmula, su médico le recomendará otra basada en leche de soya en vez de leche de vaca.

De hecho, existen tres tipos de fórmula. La mayoría están hechas de leche de vaca modificada para que llene los requerimientos del bebito y que la pueda digerir su cuerpo. Si su médico determina que su bebito no tolera esta fórmula, le puede recomendar una basada en leche de soya o de otra proteína. Las fórmulas para bebé no se pueden sustituir por la leche de vaca o la leche de soya para los adultos. Los síntomas de intolerancia o alergia a la fórmula pueden incluir cólicos, diarrea, vómito y erupciones. Su médico le recomendará la fórmula más apropiada para su bebé. Muchas de ellas contienen hierro.

Algo que es muy importante es que no acueste al bebito con la botella. No sólo existe el peligro de que se ahogue, sino que en el futuro, cuando le empiecen a aparecer los dientes, contribuirá a las caries (picaduras).

Idealmente se recomienda que el biberón con la fórmula esté tibio cuando se alimenta al bebé. Siempre revise la temperatura depositando unas gotas en el reverso de su mano antes de dárselo a su hijo. Cuando le esté dando el biberón al recién nacido manténgalo en sus brazos. No le dé el biberón al bebé mientras esté acostado en su cama, y con cólicos. Si desde el primer momento usted comienza a alimentar a su bebé con un horario regular, cada tres o cuatro horas, pronto él se acostumbrará y beberá hasta que se llene en cada toma, quedándose tranquilo hasta que le toque la próxima.

Esto, que dicho así parece tan sencillo, en algunos bebés no lo es. Debe tener paciencia y pensar que no todos los bebés son iguales, y que a algunos les cuesta más trabajo la adaptación a un horario de alimentación. Se sorprenderá al descubrir que algunos no toman leche de noche a las pocas semanas de nacidos, mientras que otros se despiertan como un reloj cada tres o cuatro horas hasta que pasan varios meses.

EL CAMBIO DEL PAÑAL

El recién nacido puede requerir cambio de pañales hasta 10 veces al día. Es importante que se asegure de tener todo a la mano cuando vaya a cambiar el pañal a su bebé, incluyendo unas toallitas para limpiarlo. Estas toallitas ayudarán a remover los gérmenes que pueden causar infecciones. Es importante que siempre limpie al bebito de adelante para atrás. Esto evitará que se introduzcan bacterias a las vías urinarias.

Cuando le ponga el pañalito, procure colocar al bebé en el centro y alinear el pañal con la cintura de su bebé. Si no se ha terminado de secar el ombligo, limpie esa área con un poco de alcohol y ponga el pañalito abajo del ombligo.

Hay ciertos momentos que son mejores para cambiar el pañal:

- Antes o después de cada comida.
- Después de cada defecación.
- Antes de acostarse a dormir o cuando se despierta.
- Antes de salir a la calle.
- Y, principalmente, cuando el bebito le deje saber que desea que lo cambie.

El mantener el pañal seco ayuda a prevenir la erupción o salpullido en esa área. Para prevenir el salpullido también puede aplicarle una capita delgada de pomada con óxido de zinc o vaselina. El quitar el pañal un ratito durante el día también ayuda a mantener el área ventilada y a disminuir el riesgo de salpullido del pañal.

Para que el bebito esté cómodo, seleccione el tamaño correcto de pañal. Las cajas de pañales desechables tienen los tamaños de acuerdo al peso del bebé.

Para mantenerlo más tranquilo mientras le cambia el pañal, los expertos recomiendan que le dé un juguete, que puede ser el mismo juguete que sólo le da cuando le cambia el pañal, o puede crear una canción que le canta durante el cambio del pañal.

Cuando se acerque el tiempo en que esté listo para empezar a usar el baño (el retrete), que generalmente sucede entre los dieciocho y los treinta meses, puede utilizar los pantalones de entrenamiento que su bebito puede aprender a ponerse y quitarse como si fuese ropa interior.

LA PRIMERA CONSULTA DEL BEBÉ

A las dos semanas de nacido, deberá llevar a su bebé a la consulta con un pediatra. El médico lo pesará, pero no se preocupe si no se nota un aumenta de peso acentuado, pues generalmente el bebé baja algo de peso durante la primera semana. También lo medirá y tomará la medida de la circunferencia de su cabeza y del torso.

Durante esta primera visita el médico la orientará acerca de los horarios en la alimentación y las horas de sueño, los cólicos, el cambio de pañales, etc. Aproveche para consultarle cualquier duda que tenga, por simple que pueda parecer.

Infórmese sobre la frecuencia con la que debe llevar al bebé a consulta y el régimen de vacunación. Habitualmente las primeras vacunas contra la polio, difteria, tosferina y tétanos se inician a los dos meses.

SU PROCESO DE RECUPERACIÓN

El período de las tres a cuatro semanas posteriores al parto se conoce como puerperio. En esta etapa su organismo pasa por una serie de cambios para regresar al estado que tenía antes de la gestación. El cambio más evidente se manifiesta a través de las contracciones del útero, algunas veces dolorosas, que se conocen con el nombre de entuertos. Si la molestia es muy persistente, le puede pedir al doctor que le recete algún analgésico o medicina para el dolor.

Una buena higiene personal siempre es importante, pero aun más mientras tenga los sangrados vaginales llamados loquios, que en promedio duran alrededor de veinte días.

Si está amamantando a su hijo, es posible que su primera menstruación demore en llegar. Si no está dando pecho, lo más probable es que le llegue a los dos meses del parto. En ambos casos, si desea evitar un nuevo embarazo se recomienda el uso de un preservativo o un diafragma. Después de la primera menstruación se puede usar el dispositivo intrauterino (la espiral que coloca su médico dentro del útero). También las pastillas anticonceptivas son una opción que debe discutir con su médico. Por cierto mientras tanto, se pueden reiniciar las relaciones sexuales aproximadamente seis semanas después de dar a luz. Esto depende de cómo se siente, si dio a luz por vía vaginal o por cesárea y si ha parado la loquia. Para mayor seguridad, consulte a su médico.

Para recuperar el tono muscular que tenía antes del embarazo, continúe los ejercicios recomendados durante el embarazo, principalmente los abdominales y los de la pelvis. El médico le dirá cuándo será el mejor momento para reanudar su rutina normal de ejercicios, pero eso dependerá de su estilo de vida hasta ese momento y de qué tan rápido se haya recuperado después del parto, especialmente si ha tenido una cesárea.

La recuperación después de una cesárea será más rápida si se levanta de la cama lo antes posible y camina para incrementar la circulación sanguínea.

Lo ideal sería que usted pasara al menos cuatro meses junto a su hijo antes de volver a trabajar, para que tengan suficiente tiempo de conocerse bien y establecer una rutina diaria. Si por alguna razón tiene que regresar antes al trabajo, procure pasar el mayor tiempo posible con su bebé, sobre todo en los primeros meses.

Es probable que se sienta decepcionada en estas primeras semanas porque todavía tiene varias libras de más comparado con el peso que tenía antes de embarazarse. Pero el hacer dieta de inmediato podría ser contraproducente. Necesitará de muchas energías para recuperarse del parto y afrontar sus nuevas tareas, especialmente si le está dando pecho a su bebé. Con una alimentación balanceada y un régimen de ejercicios físicos verá cómo vuelve a usar la misma talla de antes en unos pocos meses.

Si me siento bien después de dar a luz, ¿es necesario que vaya a ver al doctor ya que me dieron de alta del hospital?

Sí. Se recomienda una visita entre dos y seis semanas después de dar a luz. Esto es para asegurarse de que el útero haya vuelto a su tamaño normal después del parto. (Esto sucede generalmente a las seis semanas.)

Lo primero que se usó hace siglos como diafragma anticonceptivo fue una cáscara de naranja.

UN PRÓXIMO EMBARAZO

Desde el punto de vista de su salud, lo ideal es esperar al menos uno o dos años entre los embarazos. Cuando llegue el momento de comenzar a planear el nacimiento de su próximo hijo, el primer paso que deben dar usted y su esposo o compañero es hacerse un examen médico para descartar cualquier problema médico; y si se identifica alguno corregirlo o controlarlo. Debe visitar a su dentista para que le hagan su limpieza dental anual. Que le tomen radiografías (si se necesitan) y que le tapen las caries si las tiene. Las radiografías no se recomiendan cuando se está embarazada.

Si no lo ha hecho aún, seleccione al obstetra que quiere que la siga. Las mujeres que tienen ciclos menstruales regulares cada veintiocho días, saben que el período más fértil es a la mitad del ciclo. Si procuran tener relaciones sexuales en esos días las posibilidades de concebir rápidamente son muy altas. Para las mujeres con ciclos irregulares, es más difícil determinar la fecha exacta de la ovulación. Hay ciertas cosas que pueden ayudar. Por ejemplo, el medir la temperatura diariamente. Cuando ocurre la ovulación, hay una pequeña elevación de la temperatura (sin que haya fiebre naturalmente). También existen unos paquetes en las farmacias que se venden sin necesidad de receta médica que, con una muestra de orina, pueden ayudar a determinar si la mujer está ovulando.

Obviamente si este es el segundo, puede tener un poco de mayor tranquilidad en cuanto a que sabe que ya logró un embarazo a término. Si ha tenido abortos previos o si hay problemas hereditarios o malformaciones congénitas en la familia o con su primer bebé, su obstetra podría darle algunas recomendaciones específicas, hacer ciertas pruebas o referirla a un especialista en genética si lo considera necesario.

Mientras esté tratando de quedar embarazada debe evitar exponerse a agentes químicos y radiaciones y por supuesto evitar el cigarrillo, el alcohol y las drogas. El no usarlos aumenta las probabilidades de concebir un hijo sano.

Si su primer hijo ya está en edad preescolar, considere que es un momento oportuno para que comience a asistir a la guardería o al kindergarten. Como es muy probable que se sienta celoso cuando nazca su hermanito o hermanita, el comenzar a relacionarse con otros niños ahora le servirá de entretenimiento y evitará que se sienta relegado, lo cual podría ocurrir si no se le envía a la escuela hasta después de que llegue «el intruso» a casa.

Solamente alrededor de un 27 por ciento de los bebés que nacen cada año no han sido planeados por sus padres.

DELIA FIALLO
escritora de *Morelia, Cristal, Marielena, Topacio, Esmeralda, Peregrina* y otras telenovelas famosas

Cada uno de mis cinco embarazos y partos fue diferente. El primero fue muy normal: la fuente se rompió a las doce y a las seis ya estaba dando a luz. En el segundo parto, recuerdo que ingresé sin dolores y que el médico me dijo: «Duérmete, que esto demora». Pero cuando me volteé para dormirme, ¡sentí de repente que la niña ya estaba saliendo! Resulta que ya estaba teniendo contracciones y no me había dado cuenta. No hubo tiempo más que para decirme: «¡Cierra las piernas!» y para llevarme corriendo al salón de partos…

El día que tuve a mi cuarta hija, me había pasado ese día limpiando un librero enorme y haciendo mucho ejercicio, pues estaba poniendo en orden la casa nueva a donde nos habíamos mudado hacía poco. Con el desorden típico de una mudada, cuando me fui a bañar esa noche, resultó que no había agua ni jabón, ¡ni luz! Acabe bañándome a la luz de una vela, con agua casi helada de una fuente y detergente de lavar platos… No sé si sería por eso, pero esa misma noche se presentó el parto. Fue mi único parto con cierta complicación, pues el bebé se presentó de frente; pero el médico logró enderezarla a la posición normal y no tuvo que hacer cesárea.

Después del cuarto, yo había decidido no tener más hijos. Ya tenía cuarenta años y estaba evitando salir embarazada. Pero yo soy hija única y siempre había dicho que tendría los hijos que Dios me mandara. Además, siempre he sido enemiga acérrima del aborto. Así que cuando se me presentó un nuevo embarazo, ni por un momento pensé en interrumpirlo. Eso sí, le pedí al médico que me hiciera cesárea y que me ligara las trompas. Me habían puesto la anestesia epidural y, estando ya en la mesa, a los dos o tres minutos escucho un llanto de bebé. Yo pensé que era el de alguna otra mujer que había acabado de dar a luz en el mismo salón, cuando oigo que mi médico me dice: «¡Macho, varón, masculino!» ¡Acababa de tener mi primer hijo varón y ni me había dado cuenta! Todo eso me parece que pasó ayer… y sin embargo, ya todos mis hijos son padres y yo soy una abuela con doce nietos.

La embarazada de mis novelas que más recuerdo es Milagros, de *Una muchacha llamada Milagros*. La actriz, Rebeca González, salió en estado en medio de la novela y yo tuve que embarazar también a su personaje. ¡Tuve que seguir ese embarazo, capítulo a capítulo, como si fuera mío! Luego hasta el bebé salió en la novela recién nacido, en el hospital.

SERVICIOS DE AYUDA
A LA FUTURA MAMÁ

Está invitada a visitar la página web www.DoctoraAliza.com, para más información. Allí puede mandar sugerencias, comentarios o preguntas. También se puede informar de los libros nuevos de la doctora.

TELÉFONOS, DIRECCIONES ÚTILES
Y SITIOS EN LA INTERNET

AIM Program/Servicios Médicos Durante el Embarazo, (800) 433-2611. Hablan español. Access for Infants and Mothers Program, P.O. Box 15559, Sacramento, CA 95852-0559. www.aim.ca.gov/english/AIMHome.asp (español).

American Academy of Husband-Coached Childbirth. (800) 4-A-BIRTH (800-423-4784). Le contestan sus preguntas sobre los métodos de nacimiento natural (es decir, en casa y con la ayuda del padre de la criatura), le envían un directorio con expertos en este método en todo el país y un catálogo de videos sobre nacimientos naturales. Puede escribirles a: P.O. Box 5224, Sherman Oaks, CA 91413. www.bradleybirth.com/ (inglés).

American College of Nurse-Midwives, (240) 485-1800. Para encontrar a una comadrona profesional en su área, www.midwife.org/ (inglés).

A.S.P.O./ Lamaze, (800) 368-4404; (202) 367-1128. Se dedica a orientar y dar clases sobre el parto con el método de Lamaze. En su teléfono gratuito le pueden orientar acerca del grupo de Lamaze más cercano a su área. Tiene además la *Revista Lamaze para Padres*, una publicación en español con información útil sobre el famoso método. Puede solicitarla llamando al teléfono gratuito o escribiendo a: A.S.P.O./Lamaze, 2025 M St. NW, Suite 800, Washington, DC 20036-3309. www.lamaze.org (inglés).

Association of Birth Defect Children, (407) 895-0802; (800) 313-ABDC. Brinda apoyo a familias cuyos bebés han nacido con defectos supuestamente producidos por la exposición de la madre a las drogas, la radiación, los productos químicos o los insecticidas. Dirección: 930 Woodcock, Suite 225, Orlando, FL 32803. www.birthdefects.org (inglés).

A.O.E.C. (Association of Occupational and Environmental Clinics) (202) 347-4976; (888) 347-AOEC (2632). Evalúan la exposición de la embarazada a riesgos potenciales en el trabajo. Tienen una red de 60 clínicas en los Estados Unidos de América y, si usted les llama, le pueden informar sobre las clínicas en su área donde la pueden ayudar. Dirección: 1010 Vermont Ave. NW. Suite 513, Washington, DC 20005. www.aoec.org;aoec@aoec.org (inglés).

Breastfeeding.cim, Inc. www.breastfeeding.com (inglés). Información y apoyo sobre las ventajas de dar pecho.

Cesarean Support Education & Concern, (508) 877-8266. Da apoyo e información a las mujeres que han tenido o van a tener partos por cesárea. En el teléfono tienen siempre una grabación, así que si desea información sobre parto por cesárea, lo mejor es que les escriba (incluyendo un sobre con propia dirección y un sello de $0.37) a: 22 Forest Rd., Framingham, MA 01701. O les puede dejar su número en la grabación para que le llamen por cobrar.

Departamento Nacional de Salud y Servicios Humanos de los Estados Unidos, (800) 336-4797. En este número telefónico gratuito le proporcionan información sobre cuidados prenatales y otros servicios sociales. Para solicitar un folleto, puede llamar directamente al (202) 691-0257. O puede solicitar un folleto gratuito titulado «Prenatal Care» (OHDS 73-30017) que le ofrece a la madre información básica sobre el embarazo y las necesidades del recién nacido. Solicítelo, mencionando el título y el número, a: Department of Health and Human Services, Office of Human Development Services, LSDS, Department 76, Washington, DC, 20401. www.hhs.gov/ (inglés); www.healthfinder.gov/espanol/ (español).

Depression After Delivery. (805) 967-7636. Brinda apoyo e información a las mujeres que sufren de la depresión posterior al parto. Tienen un folleto y 55 grupos nacionales. Si deja su nombre y dirección en la grabadora, le enviarán información. Dirección: 91 East Somerset St., Raikan, NJ 08869. www.depressionafterdelivery.com/Home.asp (español).

Embarazo Hoy, (847) 556-2300; (800) 444-0064. P.O. Box 1780, Evanston, IL 60204. www.embarazohoy.com, info@iParenting.com (inglés). Revista en español con artículos.

Fórmulas de bebé por los Laboratorios Abbot, (800) 227-5767. Fórmula para bebé, Similac y otras. www.welcomeaddition.com (inglés).

Fórmulas de bebé por Enfamil, Información sobre nutrición, alimentación, embarazo y Enfamil. www.enfamil.com. (Inglés)

I Am Your Child Foundation. Proporciona información acerca de la importancia del desarrollo del cerebro del niño desde la concepción hasta los primeros años de su vida. E incluye folletos, y videos con celebridades que ayudan a los padres con consejos prácticos no sólo de cómo cuidar y proteger a su hijo, sino de como prepararlo mejor para la escuela y para la vida. Disponible en inglés y en español. En California, puede llamar al (800) 50NINOS y solicitar gratuitamente el «Paquete de Recursos para Nuevos Padres». www.iamyourchild.org (inglés).

INFOLINE-MEDICAL, también conocida como 211 LA County, (800) 339-6993. Proporciona información y servicios de asistencia para los diferentes programas del Departamento de Servicios Sociales que incluyen: Medical, Welfare, y otros. En inglés y en español. www.infoline-la.org/ (inglés).

International Childbirth Education Association, Inc., (800) 624-4934; (952) 854-8660. Orienta sobre el cuidado materno y las diversas alternativas de parto a través de listas de organizaciones donde ofrecen clases de parto en las diferentes áreas. www.icea.org (inglés).

Internet Government Pregnancy Resources, www.healthfinder.gov. Servicios de asistencia del gobierno sobre el embarazo, en inglés y en español.

La Leche League, (800) LA LECHE o (800) 525-3243; (847) 519-7730. Dan apoyo, educación e información a las mamás que les dan el pecho a sus bebés. Esta organización internacional, fundada en 1956. ofrece un folleto, horario de reuniones en varias ciudades y una línea telefónica de ayuda. Dirección: P.O. Box 1209, Franklin Park, IL, 60131. www.lalecheleague.org (español).

March of Dimes. (800) MODIMES o (888) 663-4637. Información sobre el embarazo y la prevención de malformaciones congénitas. Hablan español. www.nacersano.org.

MEDLINE plus: Temas sobre embarazo y reproducción. Términos médicos, bibliotecas y publicaciones en inglés. www.nlm.nib.gov/medlineplus/pregnancyandreproduction.html (inglés).

Minnesota Early Learning Design (MELD), (612) 332-7563. Ofrece información a las mamás acerca del período que va desde el último trimestre hasta al tercer año de vida del bebé. Hay programas para madres adolescentes, padres con problemas de audición, familias hispanas, y padres de niños invalidos. Si llama o escribe, le informarán de centros en su área donde se imparten estos programas. También tienen libros sencillos en español sobre el cuidado del bebé (*Familia Nueva, Este Libro es Para Ti*), un diario del bebé (*Aventuras Nuevas*) y carteles con tablas que permiten seguir paso a paso el desarrollo del bebé, solicite el catálogo de libros llamando por teléfono o escribiendo a: 219 North 2nd St., Suite 200, Minneapolis, MN 55401. info@meld.org; www.meld.org/ (inglés).

Mother and Infant Care, Embarazo, parto, y cuidado infantil. www.childbirth.org (inglés).

NAPSAC (National Association of Parents & Professionals for Safe Alternatives in Childbrith), (573) 238-2010. Ofrece información y apoyo relacionados a los partos en el hogar, el cuidado materno familiar y los servicios de las comadronas. Por un costo de $7.95 (cheque o giro) ofrecen un directorio nacional de personas que practican métodos alternativos de partos. Este precio incluye el envío y entrega. Dirección: Route 4, Box 646, Marble Hill, MO 63764. www.napsac.org/ (inglés).

National AIDS Hotline. (800) CDC-INFO (Hablan español) o (800) 232-4636. Información sobre el SIDA. www.thebody.com/hotlines/national.html (español).

Línea Nacional de Enfermedades Venéreas, (800) 344-7432. Información confidencial acerca del SIDA y otras enfermedades transmitidas por contacto sexual. Abierto de las 8 AM hasta las 2 AM hora del este. www.ashastd.org/nah/sida (español).

National Center for Education in Maternal & Child Health, (202) 784-9770. Ofrece información sobre el embarazo, la maternidad y sobre los trastornos genéticos hereditarios que pueden afectar a familias enteras. Dirección: 2000 Georgetown University, Box 571272, Washington, DC 20057.www.ncemch.org (inglés).

National Child Support Enforcement Association, (202) 624-8180 teléfono, (202) 624-8828 fax. Organización no lucrativa con membresía que representa a la comunidad de «child support», con más de 60,000 trabajadores. Su misión es la de promover el bienestar de los niños a través del desarrollo profesional de abogacía de sus miembros y creando conciencia pública. Dirección: 444 North Capital St. Suite 414, Washington, DC 2001-1512.www.ncsea.org (inglés).

National Maternal & Child Health Clearing House, (888) ASK-HRSA (275-4772). Ofrece un libro gratis llamado *Health Diary*, con información útil para la futura mamá. El libro está disponible en español. También tiene listas con títulos de libros y artículos relacionados al embarazo y al cuidado del bebé. Dirección: P.O. Box 438, Thompsons Station, TN 37179-0438. www.ask.hrsa.gov/ (español).

National Organization of Mothers of Twins Club. Agrupa más de 300 clubes formados por madres que han tenido partos múltiples. Ofrecen información y consejo. Dirección: P.O. Box 700860, Plymouth, Michigan 48170-0955. info@nomotc.org; www.nomotc.org (español).

National Organization of Single Mothers, Inc. (NOSM), (704) 888-KIDS. Proporciona información y comunicación entre grupos de apoyo para madres solteras. Ayuda a establecer grupos de apoyo y publica una revista dos veces al mes. Dirección: SingleMOTHER. P.O. Box 68, Midland, NC 28107. http://singlemothers.org (inglés).

National Organization of Working Women, (800) 522-0925. Brinda orientación sobre sus derechos laborales a las embarazadas y a las nuevas mamás que trabajan. Los folletos informativos gratis que ofrecen están disponibles en español. Funciona de 9 AM a 5 PM. Dirección: 1430 W. Peachtree St. #610, Atlanta, GA, 30309. www.9to5.org (inglés).

National Resources Center for Parents with Disabilities, (800) 644-2666 or (510) 848-1112. Centro nacional de informacién para padres con incapacidades, www.lookingglass.org (español).

National Women's Health Information Center (NWHIC), (800) 994-9662. Información sobre la salud de la mujer y el dar pecho. Inglés y español.

National Women's Health Organization, (202) 347-1140. Proporciona información sobre salud femenina y orientación para casos de litigio relacionado con ese asunto. Dirección: 514 10th St. NW, Suite 400, Washington, DC 20005.

Newborn Hearing Screening Program, (877) 388-5301. Hablan español. Exámenes de audición para recién nacidos. www.dhs.ca.gov/pcfh/cms/nhsp/ (inglés).

Pacific Post-Partum Support Society, (604) 255-7999 (en Canadá). Dirección: 104-1416 Commercial Dr., Vancouver, BC V5L 3X9. www.postpartum.org/ (inglés).

Planned Parenthood. Información acerca de la planificación familiar. www.plannedparenthood.org/espanol (español).

Pregacy and Parental Leave Resource Kit. Es un folleto que explica en detalle los derechos de retiro médico a la familia. El costo es de $5. Dirección: The NOW Legal Defense and Education Fund, 99 Hudson St., New York, NY 10013.

Pregacy Hotline, (800) 395-HELP (800-395-4357). Ofrece información para las adolescentes embarazadas acerca de a dónde pueden ir para obtener atención médica. www.pregnancycenters.org (inglés).

Pregnancy Risk Hotline, (801) 328-2229. Ofrece folletos gratis (con fondos estatales) a las personas de los estados de Utah y Montana, y también información a personas de otros estados sobre dónde encontrar organizaciones similares en sus aréas. Proveen básicamente información sobre los riesgos de los productos químicos, las drogas, los medicamentos y las infecciones tóxicas durante el embarazo. Tienen un servicio de traducción que ofrece la información en treinta y siete idiomas, entre ellos el español.

Post Partum Education for Parents (PEP), (805) 564-3888. Ofrece apoyo emocional a las madres por medio de padres voluntarios y educación básica sobre el cuidado infantil y el papel de los nuevos padres. Tienen varias publicaciones. Dirección: P.O. Box 6154, Santa Barbara, CA 93110.www.sbpep.org (inglés).

Revista *Ser Padres*, (800) 982-1564. Ofrece información actualizada sobre el embarazo, la educación, la salud del bebé, y la nutrición familiar. Seis ejemplares al año por $6. Hay que llamar para suscribirse.

Resolve, (301) 652-8585 o (888) 623-0744. La Asociación Nacional de Infertilidad. Ofrece apoyo emocional y referencia médica para las parejas que no han podido tener hijos. Dirección: 7910 Woodmont Avenue, Suite 1350 Bethesda, MD 20814.www.resolve.org (español).

Single Mothers By Choice, (704) 888-KIDS. Proporciona información y comunicación entre grupos de apoyo para madres solteras. Ayuda a establecer grupos de apoyo y publica una revista dos veces al mes. Dirección: SingleMOTHER. P.O. Box 68, Midland, NC 28107. http://singlemothers.org (inglés).

The Confinement Line. Una línea telefónica que ofrece apoyo y estímulo a aquellas mujeres que se ven obligadas a guardar cama debido a embarazos peligrosos. Puede escribirles a: P.O. Box 1609, Springfield, VA 2215.

The Mother's Development Center, (800) 645-3828. Un sistema de apoyo e investigación, con ochenta grupos nacionales, para ayudar a las mujeres embarazadas y a las mamás en general. El teléfono en Nueva York es (516) 520-2929.

Triplet Connection, (435) 851-1105. Da apoyo y consejo a las mamás que tienen trillizos o más, así como información para evitar un parto antes de término. Dirección: P.O. Box 429, Spring City, Utah 84662. www.tripletconnection.org (inglés).

TWINS magazine. (888)-55-TWINS (558-9467). La revista para padres de gemelos en el internet, con otras conexiones a servicios de asistencia para padres de trillizos y más niños. www.twinsmagazine.com (inglés).

US government, internet HHS Directory of Health and Human Services Data Resources. Introducción al directorio de datos sobre servicios de asistencia del gobierno; Sistemas de Investigación Nutrición Pediátrica. http://aspe.os.dhhs.gov/_/index.cfm (inglés).

Women's Bureau Publications. Ofrece un resumen de las leyes de su estado acerca de la licencia materna durante la maternidad. Dirección: U.S. Department of Labor, Box EX, 200 Constitution Avenue NW, Washington, D.\C 20210.

WIC (Women, Infants and Children; Mujers, Bebés y Niños), (800) 201-0937; en CA: (888) WIC-WORKS (942-9675) (CA), en NY: (888)-522-5006. Ofrecen asistencia a mujeres embarazadas y a niños de bajos recursos. Esta organización protegé la salud de las mujeres, los bebés y los niños de hasta 5 años de edad que están en riesgo debido a una nutrición deficiente. Les dan alimentos nutritivos de acuerdo a su estado de salud y sus necesidades. También les proporcionan información acerca de los buenos hábitos alimenticios y recomendaciones para cuidados de salud www.fns.usda.gov/wic/, www.fns.usda.gov/wic/Contacts/tollfreenumbers.htm, www.fns.usda.gov/wic/Contacts/statealpha.HTM (español).

Zero to Three. Desarrollo infantil temprano para padres y profesionales. www.zerotothree.org (inglés).

SITIOS EN LA INTERNET RELACIONADOS CON LA FAMILIA

Family Planet: www.family.starware.com/
Family.com: www.family.com/
Parent Soup: www.parentsoup.com/
ParentTime: pathfinder.com/ParentTime/
Family Education Network: www.families.com/

GLOSARIO

Pequeño diccionario para la futura mamá

A

Aborto: Terminación del embarazo antes de las 20 semanas de gestación. Puede ser espontáneo o inducido.

Ácido fólico: Una de las vitaminas del complejo B. Es muy importante para el crecimiento de las células, especialmente durante el embarazo. La dosis diaria recomendada para las mujeres embarazadas es de un miligramo. Disminuye el riesgo de defectos en el sistema nervioso del bebé.

Acupuntura: Procedimiento que consiste en clavar agujas en la piel en ciertos lugares del cuerpo humano para aliviar el dolor, y ayudar a combatir ciertas adicciones (fumar, por ejemplo).

Aditivos: Sustancias que se incluyen en la mayoría de los alimentos procesados, algunas de las cuales pueden ser dañinas. Las más comunes son colorantes, edulcorantes y sabores artificiales, cafeína y glutamato monosódico.

Adrenalina: Hormona que segregan las glándulas suprarenales. la adrenalina acelera el ritmo cardíaco, aumenta la presión arterial, dilata los bronquios e influye en la digestión.

Alfafetoproteína: Sustancia producida por el feto que se encuentra en el líquido amniótico y en la sangre de la madre. Los niveles elevados sugieren la posibilidad de defectos en el tubo neural (sistema nervioso) del feto.

Alquitrán: Sustancia resinosa de color oscura, que se obtiene de la destilación de la hulla (carbón suave) o de la leña del pino. Está presente en el papel que se utiliza para la fabricación de cigarrillos.

Aminoácidos: Sustancias que funcionan como material de construcción de las proteínas.

Aminoácidos esenciales: Ocho aminoácidos que el cuerpo no puede fabricar y tienen que ser suministrados a través de los alimentos.

Amniocentesis: La extracción de líquido amniótico para análisis.

Anemia: Cuenta baja de glóbulos rojos en la sangre.

Anencefalia: Carencia de cerebro, de la parte superior del cráneo y de la médula espinal en el nacimiento. Puede detectarse a través del análisis que mide el nivel alfafetoproteína en el líquido amniótico o en la sangre de la madre.

B

Bebé posmaduro: Un embarazo de más de cuarenta y dos semanas.

Biopsia: Pedazo de tejido que se obtiene para un examen microscópico en el fin de establecer un diagnóstico.

C

Caloría: Unidad de medida nutritiva: El valor energético o poder nutritivo de los alimentos se determina en calorías. Si una embarazada tiene una actividad física ligera, debe multiplicar su peso ideal por doce; si desempeña una actividad moderada así será su consumo diario de calorías durante el embarazo.

Calostro: Primera leche que secreta la mujer al final del embarazo. En un líquido amarillento que cambia de composición después del parto.

Carbohidratos: Sustancias nutritivas que proporcionan energía. Se dividen en almidones y azúcares. Los carbohidratos complejos se encuentran en los granos integrales, las verduras y las frutas. Los carbohidratos sencillos o azúcares son una fuente de energía rápida que no aporta nada al crecimiento del bebé, por lo que es preferible sustituirlos por frutas que también aportan vitaminas, minerales y fibra.

Circunsición: Operación menor que consiste en un corte circular de una porción del prepucio (piel móvil que cubre el glande o cabeza del miembro masculino). Generalmente se practica a los bebés a los pocos días de nacidos para prevenir infecciones, pero estas se previenen también bañándolos regularmente y deslízando el prepucio hacia atrás para evitar la acumulación de suciedad y residuos de jabón.

Cistitis: Inflamación de la vejiga, frecuentemente debida a una infección.

Clamidia: Enfermedad transmitida por contacto sexual que puede infectar la uretra, el ano o los órganos femeninos, causando inflamación en el área de la pelvis. Cuando los síntomas se presentan, pueden incluir el coito doloroso, micción frecuente con sensación de irritación y dolor abdominal. La eritromicina es el medicamento más recetado por los doctores a la mujer embarazada que padece clamidia para curar la infección y evitar la transmisión al bebé durante el parto.

Conjuntivitis: Inflamación de la membrana interior de los párpados y parte anterior del ojo.

Contracciones de Braxton-Hicks: Contracciones (espasmos) uterinas (de la matriz) irregulares que se presentan durante el embarazo.

Cordón umbilical: El cordón (tubo) que conecta al feto de su ombligo a la placenta (el órgano dentro de la matriz de la madre). Permite el transporte de las sustancia nutritivas y el oxígeno de la madre al feto y la eliminación de productos de desecho y bióxido de carbono del feto a la madre a través de la placenta.

Cromosoma: Elemento del núcleo de las células. El número de cromosomas es siempre constante en todas las células de un mismo individo y en todos los individuos de una misma especie.

D

Diabetes: Niveles elevados de glucosa (azúcar) en la sangre. Cuando se desarrolla durante el embarazo se le conoce como diabetes gestacional.

Disnea: Falta de aire.

Distrofia muscular: Una enfermedad genética de los músculos de origen desconocido, en la cual hay una degeneración lenta y progresiva de las fibras de los músculos.

E

Eclampsia o toxemia del embarazo: Convulsiones y estado de coma en una paciente con preeclampsia (vea preeclampsia).

Embarazo de alto riesgo: Un embarazo con problemas y complicaciones que en ocasiones requiere de un especialista.

Embarazo ectópico: Un embarazo que ocurre por fuera de la cavidad uterina, por ejemplo en uno de los tubos de Falopio (que conectan al ovario con el útero).

Endometriosis: Proliferación del tejido que recubre el interior de la matriz (endometrio) fuera de la cavidad uterina.

Episiotomía: Incisión quirúrgica en la abertura de la vagina durante el parto para prevenir laceraciones o rasgaduras en esta área.

Espina bífida: Espina dorsal abierta, defecto congénito del tubo neural en que parte de una (o más) vértebra no se desarrolla completamente, dejando una sección de la médula espinal expuesta. Se puede determinar con la prueba de alfafetoproteína.

Estrógeno: Hormona femenina producida por los ovarios durante la etapa fértil de la mujer.

Examen del tejido coriónico: Estudio diagnóstico que analiza el tejido de la placenta en etapas tempranas del embarazo para evaluar ciertas anormalidades en el feto.

F

Farmacopea: Las sustancias medicinales y sus combinaciones.

Feto: El bebé durante el embarazo entre las 10 semanas de gestación hasta el parto. Antes de 10 semanas se le llama embrión.

Fibroma: Tumor fibroso benigno en el útero.

Fisura palatina: Fisura congénita en el paladar (parte superior de la boca). Corre a lo largo del centro del paladar extendiéndose desde detrás de los dientes hasta la cavidad nasal. A veces puede ser una extensión del labio leporino.

G

Gen: Cada uno de los elementos que están dispuestos en serie lineal y fija a lo largo de los cromosomas y que determinan las características hereditarias.

Gestación: Embarazo.

Ginecología: Estudio de las enfermedades propias de la mujer.

Gingivitis: Inflamación de las encias.

Glucosuria: Glucosa (azúcar) en la orina.

Gonorrea: Enfermedad transmitida por contacto sexual, causada por una bacteria llamada *gonococo*. Se cura con antibióticos. Si una mujer padece de gonorrea durante el parto, su bebé puede quedar ciego al nacer.

Grupos sanguíneos: Hay cuatro tipos de sangre: O, A, B y AB. Cuando una persona recibe una transfusión de sangre, debe ser de su mismo grupo para que los anticuerpos de la nueva sangre no reaccionen contra la del receptor.

H

Hemofilia: Enfermedad hereditaria caracterizada por dificultad de coagulación de la sangre con sangrados recurrentes. La causa es una deficiencia de una proteína específica en la sangre.

Herpes genital: Enfermedad de transmisión sexual causada por un virus. Si está activa en el momento del parto, el médico hará una cesárea para evitar el contagio al bebé.

Hiperglicemia: Glucosa (azúcar) alta en la sangre.

Hipertensión: Presión arterial elevada.

Hipotensión: Presión arterial baja.

Hypermesis gravidarum: Náusea y vómito severos durante el embarazo que pueden causar deshidratación e incluso, requerir hospitalización para su tratamiento. Generalmente en el primer trimestre del embarazo.

I

Inmune: Protegido contra ciertas enfermedades. Una mamá con el factor Rh negativo cuyo bebé es Rh positivo, requiere de la inyección con la inmunoglobulina de su tipo de Rh para evitar problemas en embarazos subsecuentes.

IUD: Siglas en inglés del dispositivo intrauterino (DIU). Se coloca en el interior del útero, es uno de los métodos utilizados para la anticoncepción; es decir, para evitar el embarazo. Impide la implantación del óvulo en la pared del útero.

L

Labio leporino: Fisura congénita vertical del labio superior. Puede ser parcial o puede extenderse hasta la base de la nariz, y puede ser de uno o ambos lados de la nariz.

Laparoscopía: Operación que permite examinar el interior del abdomen utilizando un *laparoscopio.* Un instrumento que penetra la pared abdominal a través de pequeños cortes que hace el cirujano.

Líquidos orgánicos: Líquidos del cuerpo.

Loquios: Los desechos vaginales que se presentan en las semanas posteriores al parto. Pueden llegar a durar hasta seis semanas.

M

Malestar matutino: Las náuseas y vómitos que se presentan especialmente en el primer trimestre del embarazo.

Meconio: Las primeras heces (materias fecales) del feto.

Membrana coriónica: Tejido de la placenta. Su análisis durante el embarazo permite evaluar el estado del feto.

N

Nacimiento natural: El trabajo de parto y el parto sin recibir ningún medicamento.

O

Obstetricia: Rama de la medicina que estudia la gestación, el parto y el puerperio.

Órganos reproductivos: órganos encargados de la reproducción. En la mujer, son los ovarios; y en el hombre, los testículos.

Ovulación: Desprendimiento de un óvulo del ovario. En mujeres con períodos menstruales regulares, esto sucede en el tiempo comprendido entre los diez días posteriores a la menstruación anterior y los diez anteriores a la menstruación posterior; es decir, en un período de ocho días.

Óvulo: Célula sexual femenina que, fecundada, da origen al embrión.

Oxitocina: Hormona producida normalmente en el cuerpo durante el trabajo de parto, el posparto y el puerperio. También se da para inducir el trabajo de parto ya que estimula al útero para que se contraiga.

P

Parto prematuro: Parto antes de las 38 semanas de gestación.

Pelvis: Cavidad del cuerpo situada en la parte baja del abdomen. En la mujer, contiene los órganos reproductivos, los ovarios, las trompas y el útero.

Piorrea: Enfermedad de las encías que puede causar que se aflojen los dientes y hasta que se caigan.

Placenta: Es el único órgano que conecta al feto con la mamá a través del cordón umbilical. Se encuentra adherida al interior de la matriz. Su función es la de nutrir al feto durante todo el embarazo.

Preeclampsia: Desarrollo de presión alta, retención de líquidos con hinchazón, y proteína en la orina, hacia el final del embarazo.

Problemas somáticos: Problemas que conciernen al cuerpo.

Progesterona: Hormona sexual femenia segregada en grandes cantidades durante el período de gestación. Por eso se le conoce como «hormona del embarazo».

Proteínas: Sustancias que funcionan como material de construcción de los tejidos del cuerpo. Las proteínas son vitales para el feto en desarrollo. Es recomendable que una mujer embarazada ingiera de 70 a 80 gramos de proteínas diariamente.

Puerperio: Período posterior al parto hasta que el útero regresa a su tamaño normal.

R

Ruptura de las membranas: También conocido como ruptura de la fuente. Es cuando el saco amniótico se rompe y permite la salida del líquido amniótico.

S

SIDA: Una deficiencia del sistema inmune (de defensa) debida a la infección con el virus de immunodeficiencia humana (VIH). SIDA (síndrome de inmunodeficiencia adquirida). Puede permanecer silencioso, sin dar síntomas, por períodos largos de tiempo, o puede causar síntomas debido a que el cuerpo de la persona infectada no puede luchar contra las infecciones y contra el cáncer. Se diagnostica con una prueba de sangre que detecta la presencia de anticuerpos que el cuerpo produce para combatirlo. El virus se transmite más frecuentemente por contacto sexual pero también a través de la sangre o agujas contaminadas. La madre con VIH puede infectar al feto durante el embarazo.

Sufrimiento fetal: Problemas en el feto que ocurren antes del nacimiento o durante el trabajo de parto y que requieren de un parto inmediato.

T

Tapón: El tapón mucoso está formado por las secreciones del cérvix y sale frecuentemente al comenzar el trabajo del parto o durante el mismo.

Tipos sanguíneos: Hay, cuatro tipos sanguíneos: O, A, B y AB. Cuando alguien recibe una transfusión de sangre, debe de ser del mismo tipo sanguíneo para que los anticuerpos en la sangre donada no reaccionen contra la sangre del receptor.

Tiroides: Glándula, situada delante de la tráquea, que produce una hormona, la tiroxina, que interviene en el crecimiento y el metabolismo.

Trabajo de parto: Contracciones rítmicas que dilatan el cuello de la matriz (cérvix) y permiten la salida del bebé.

Trompas de Falopio: Partes del sistema reproductor femenino (tubos) que sirven de conductos al óvulo para llegar al útero.

U

Útero: Matriz.

V

Vaginitis: Inflamación de la vagina generalmente debida a una infección.

Venéreo: Que se transmite por contacto sexual.

Vitaminas: Sustancias que existen en los alimentos y que son necesarias para el equilibrio de todas las funciones del organismo.

Vitamina A: Necesaria para el crecimiento y la reparación de las membranas celulares, ayuda a mantener la salud de la parte externa de la piel y también del recubrimiento interior del estómago, el intestino, el sistema repiratorio y el hígado. También es importante para la salud de los ojos.

Vitamina B: Necesaria durante el embarazo para el desarrollo del feto. Su deficiencia se relaciona con enfermedades de la sangre y el retraso mental.

Vitamina C: Se necesita para que la pared celular y los vasos sanguíneos sean fuertes; también ayuda a controlar algunos de los trastornos del embarazo, como el ablandamiento de las encías y las hemorragias nasales.

Vitamina D: Regula la absorción de calcio.

Vitamina E: Necesaria para el crecimiento normal del feto.

Vitamina K: Imprescindible para la coagulación de la sangre.

TABLA DE MATERIAS

Q

ALIZA A. LIFSHITZ, M.D., es muy conocida en la comunidad hispana y ha sido su fuente primordial de información sobre temas de salud desde 1988. Además de su consultorio, actualmente se desempeña como reportera en el programa Primer Impacto, la revista informativa de mayor audiencia en la cadena de televisión Univisión, y es la vocero de la iniciativa de salud de Univisión Entérate. Su programa interactivo El consultorio de la doctora Aliza se emite semanalmente en la cadena radial Univisión. Periódicos por todo el país distribuyen la columna semanal que la doctora Aliza escribe para La Opinión. También es la editora ejecutiva de la revista Prevention en Español. Ha sido cuatro veces presidente de la Asociación de Médicos Hispanoamericanos de California y en 1992 fue elegida por la Asociación Médica Americana para lanzar su campaña sobre la ética médica.

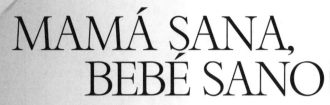
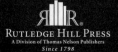